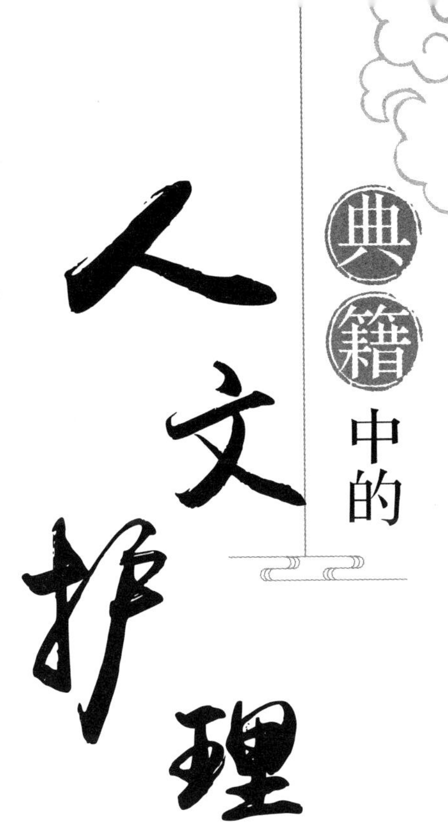

典籍中的人文护理

主编　黄浩　李卡

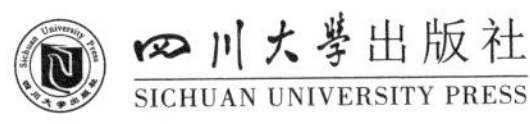

四川大學出版社
SICHUAN UNIVERSITY PRESS

图书在版编目（CIP）数据

典籍中的人文护理 / 黄浩，李卡主编．— 成都：四川大学出版社，2023.6

ISBN 978-7-5690-6144-4

Ⅰ．①典… Ⅱ．①黄… ②李… Ⅲ．①护理学 Ⅳ．①R47

中国国家版本馆CIP数据核字（2023）第095788号

书　　名：典籍中的人文护理
　　　　　Dianji zhong de Renwen Huli
主　　编：黄　浩　李　卡

选题策划：荆　菁　周　艳
责任编辑：荆　菁
责任校对：曾小芳
装帧设计：墨创文化
责任印制：王　炜

出版发行：四川大学出版社有限责任公司
　　　　　地址：成都市一环路南一段24号（610065）
　　　　　电话：（028）85408311（发行部）、85400276（总编室）
　　　　　电子邮箱：scupress@vip.163.com
　　　　　网址：https://press.scu.edu.cn
印前制作：成都墨之创文化传播有限公司
印刷装订：四川煤田地质制图印务有限责任公司

成品尺寸：148mm×210mm
印　　张：11
字　　数：315千字

版　　次：2023年7月 第1版
印　　次：2023年7月 第1次印刷
定　　价：78.00元

扫码获取数字资源

四川大学出版社
微信公众号

编委会

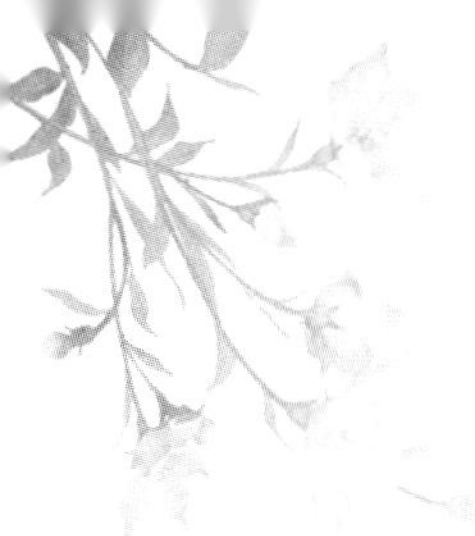

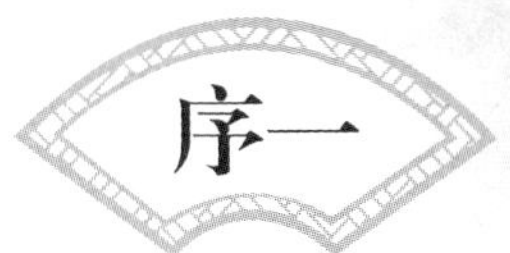

序一

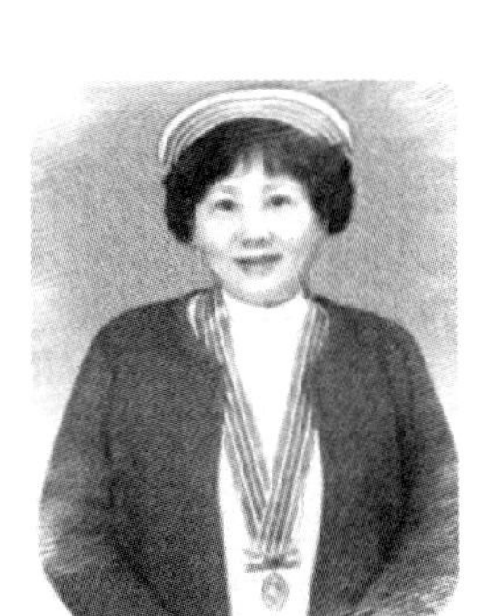

吴欣娟
北京协和医院护理部主任
中华护理学会理事长

“参天之木，必有其根；怀山之水，必有其源。”中华典籍是古人思想的宝藏，是先贤智慧的结晶。先秦诸子百家，演进灿烂的中华文明。我们作为后生，引经据典，使先贤的智慧结晶得以古为今用，服务现代医学护理。我们以典籍作舟，寻找中华传统人文中的现代医学护理理念，探索人文护理之境，引导人们从传统人文的角度重新认识现代医学护理，感受其人文关怀。

护理是专业，更是艺术。《典籍中的人文护理》是一本将国学经典中的人文知识精髓融入现代医学护理的读本。书中节选多部国学经典中的人文知识，使之与护理专业有机结合，从不同的专业角度、不同的人文关怀方向，向读者分享有关人文护理知识对人的整体性的认同，更多地给予人们精神上的呵护、心理上的宽慰和行为方式上的指导。其对人之生存状况及全面发展的关注，对生命及个人独特价值的尊重，对倡导人文护理、体现护理人文关怀、提高护士人文修养有积极作用。

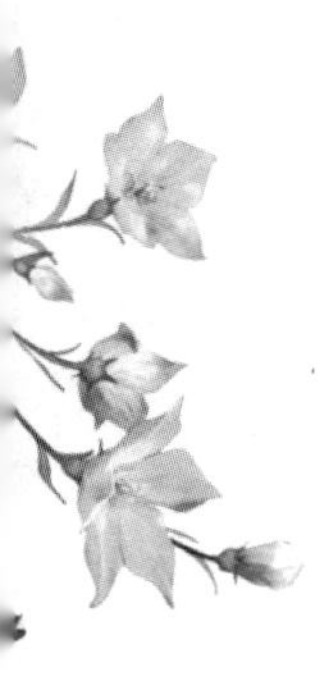

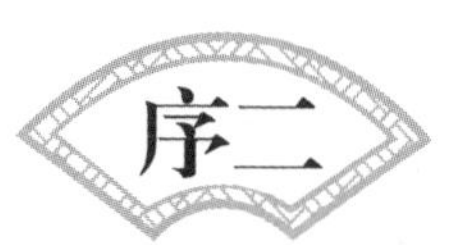

序二

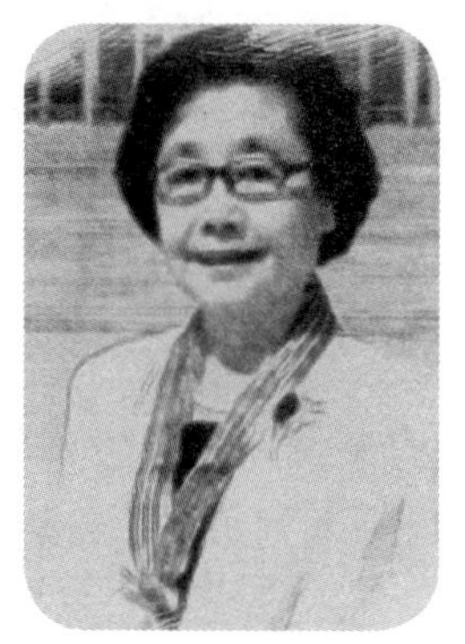

成翼娟

四川大学华西医院管理研究所

四川大学华西医院原护理部主任

优秀的典籍，是中华民族共享的记忆，是我们与历史的精神赓续。近年来，随着人们对传统文化的重视，典籍受到越来越广泛的关注和重视。学习典籍，可以让我们传续先贤“长者先，幼者后”的礼仪、“人无远虑，必有近忧”的智慧、“水善利万物而不争”的豁达……典籍作为中华文明的观念载体，为人之要、处世之道，俯拾即是。处于现世中的我们，如何更好地让典籍的精华嵌入医学领域，嵌入护理工作，值得我们思考。

《典籍中的人文护理》这本书给我们打开了崭新的医学视角。全书通过节选国学典籍《弟子规》《论语》《道德经》，编撰成上、中、下篇，围绕“人与医学护理、人与社会、人与自然”的主题，阐述了国学经典中有关现代人文护理的内容。书中每则内容通过“原文、解读、引用、点评”四部分，以融合创新的方式，以新述古，以古续新，让艰涩高深、使人望而却步的典籍，以通俗易懂的语言展现开来。特别是其“引用”部分，每则内容结合现代人文护理，以现代人文护理的视角为窗口探索新知，让我们知晓了人文沟通礼仪，知晓了人文护理管理，知晓了人文关怀与生命科学及自然环境的共生和谐。

《典籍中的人文护理》一书开启了“人与医学护理、人与社会、人与自然”的一场有趣而全新的体验。希望此书能让广大读者打开心灵，打开眼界，所到之处皆能以坦然之心迎接广阔的世界。

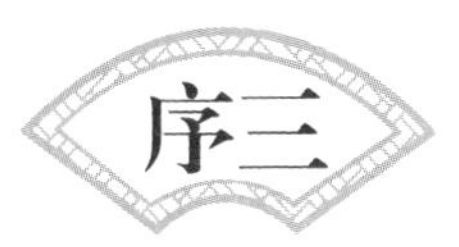

序三

随着医学的进步、科技的发展，先进的设施设备提升了医疗的“硬实力”。如何让医疗保持人文“软实力”，值得持续去探索。

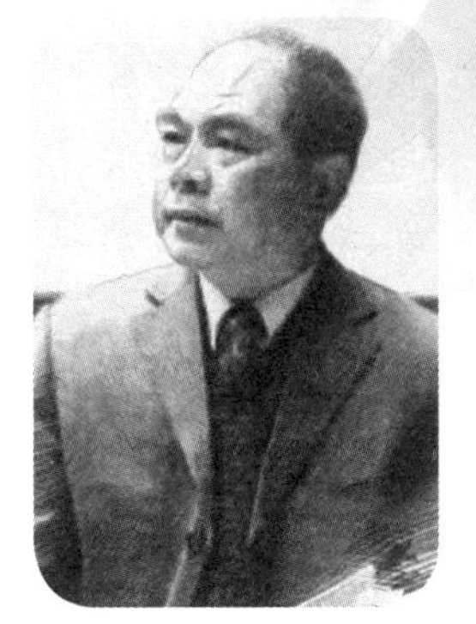

詹石窗

四川大学文科杰出教授

中国古籍浩如烟海，卷帙浩繁的典藏是我国 5000 多年历史中积累下来的一座座文化山峦，承载着中华民族的文化基因、精神品格和价值追求。中国最早使用“人文”一词的典籍是《周易》，其将“人文”与“天文”对举，体现了古人的整体联系观念。我国传统文化素有贵生、仁爱、和谐以及超越的精神，主张以道德对待生命，对生命本体予以尊重与关怀。道家更是将社会各阶层的关系看作环环相扣、不可分离的生命体，引导人们不断完善道德教化体系、人性修养体系与情感信息交流体系。

本书聚焦中华文化典籍，深入挖掘古籍蕴含的哲学思想、人文精神、价值理念、道德规范，结合时代特点和临床实践要求加以改造、补充、拓展、完善，激活其生命力。追溯古圣先哲智慧，在行道中提升生命的境界，在行道中确证自己的信仰，培育自己的德行、价值观、意志品质、审美情趣和智慧，回归医学的初心与使命。在传承优秀传统文化的同时，谱写了具有中国特色的人文护理新篇章。

谨识于四川大学生命哲学研究中心，2022 年 12 月 22 日，岁次壬寅冬至。

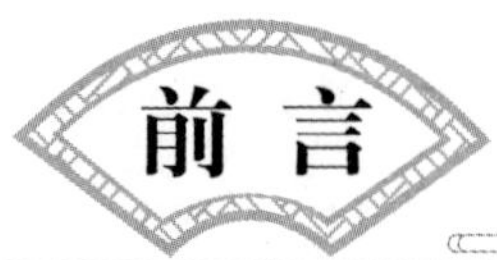

前言

医学的人文是技术，护理的人文是关怀。没有关怀就没有护理。传承与发扬护理的人文精神与关怀实践，寻找中国特色人文护理之起源发端，以期形塑当今护士的职业精神体系和职业价值体系，为增进人民福祉和推动新时代“大健康”高质量发展贡献护理人的专业力量。基于此，特编撰此书。

本书围绕“人与医学护理、人与社会、人与自然”编撰成上、中、下篇，阐述国学经典中的现代人文护理。上篇引用《弟子规》中的经典名句，结合现代医学护理，以真实护理工作场景为切入点，展示有效的人文沟通礼仪。中篇节选《论语》中的经典名句，结合现代医学护理，把人文护理管理精髓引入护理团队管理中。下篇节选《道德经》中的经典名句，结合现代医学护理，阐释人文关怀与生命科学及自然环境的共生和谐关系。

本书编撰团队畅游典籍之海，历时三年，通过对经典文化著作进行深入剖析，探索其内在核心理念，并与现代人文护理理论有机结合，赋予人文护理以中国内涵，进而弘扬中华民族传统文化，开辟有中国特色的现代人文护理知识体系，形成中国古典文化与人文护理相融合的首部著作，打造中国人文护理新生态，推广“仁义礼智信”，为沟通礼仪、护理管理、尊重生命与环境以及构建正确的生死价值观，起到切实的指导作用。

“通过涵养人文精神，更好激发社会的活力和创造力，增强民族的凝聚力和向心力，让人文之光照亮复兴征程、照亮民族未来。”

限于编者的时间与水平，书中不妥之处难免，恭请各位指正，以助修缮。

编者

2023 年 01 月于成都

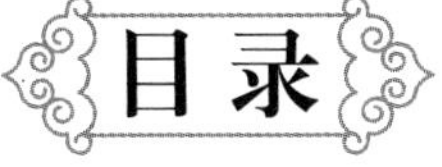

目录

上篇　术之道·《弟子规》

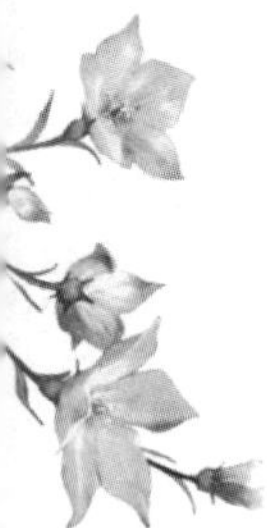

中篇　树之道·《论语》

下篇　素之道·《道德经》

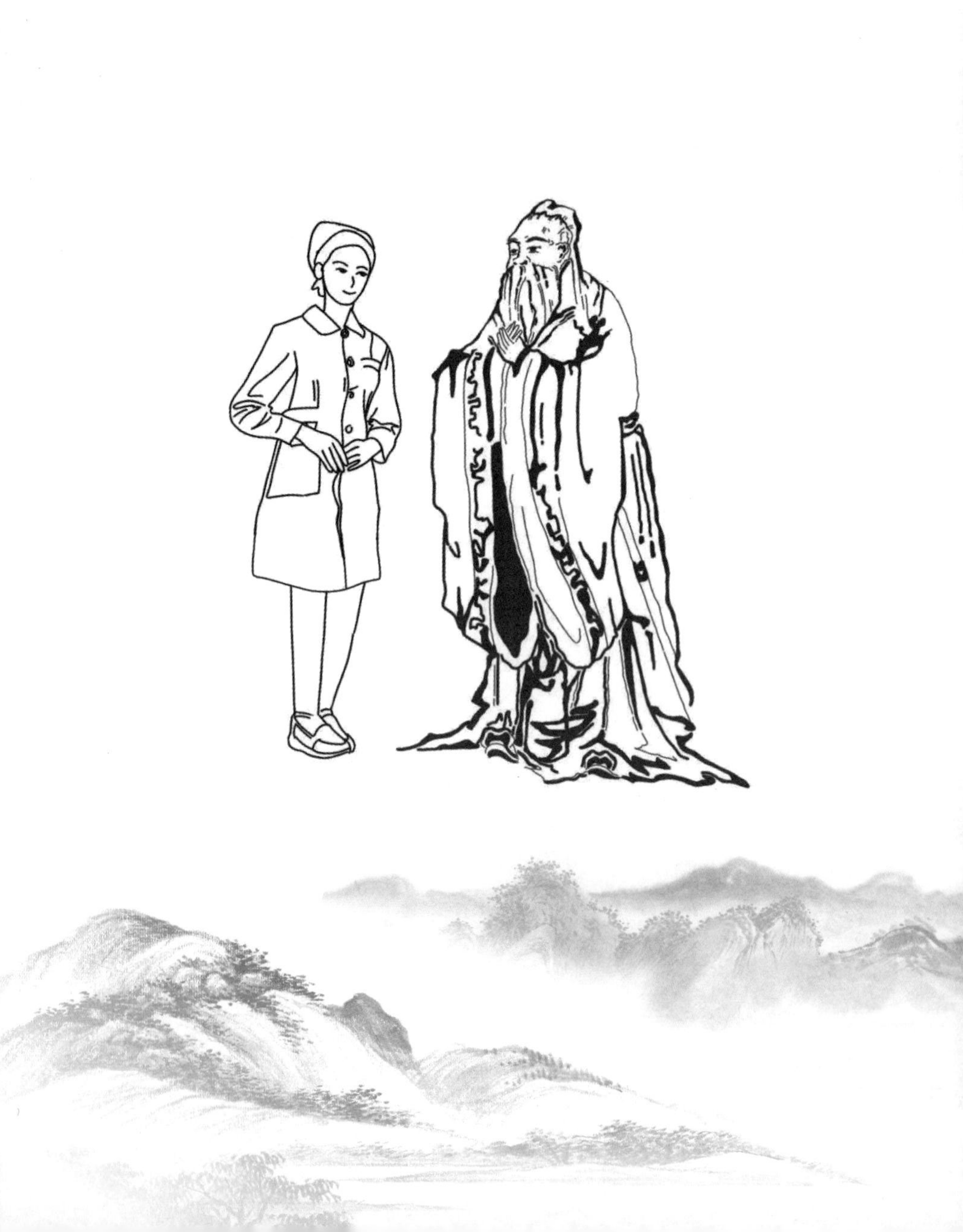

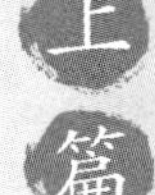

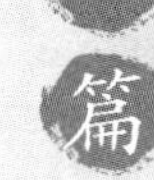

术之道·《弟子规》

引用《弟子规》中经典名句，结合现代医学护理，以真实护理工作场景为切入点，展示有效的人文沟通礼仪。

第一则

【原文】

弟子规，圣人训。

首孝悌，次谨信。

泛爱众，而亲仁。

有余力，则学文。

【解读】

《弟子规》传承于孔子的教诲，指导我们要：尊敬长者，友爱他人；谨言慎行，抱诚守真；博爱大众，亲近仁德；富余精力，提升自我。

【引用】

“人无礼则不立，事无礼则不成，国无礼则不宁。”《弟子规》中待人接物、处事求学的智慧，人文护理亦应遵循。我们把《弟子规》中传统文化的精髓融入人文护理中，将孔子的教诲落实到护理服务的一言一行中，以期不啻微芒、造炬成阳，全面提高护理人员的综合素养。履践致远、臻于至善，关怀、帮助每一位患者。

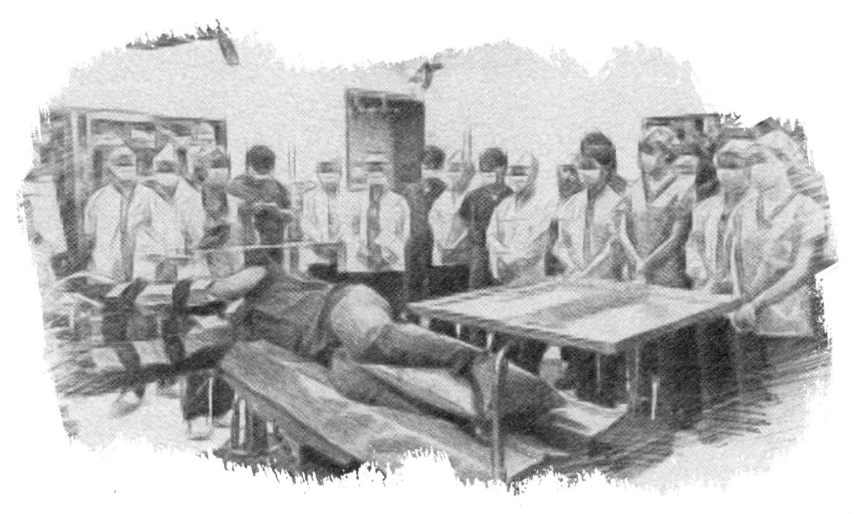

点评

《弟子规》主张的兼爱、平等及谨慎等思想核心，与护理人员需要具备的职业素养高度吻合。护理人员在踏入职场前，首先要躬行实践道德规范，学会如何善待他人、敬畏生命，而后才是掌握各项必备的护理技能与知识，在专业的道路上履践致远、臻于至善。

正如英国护士作家克里斯蒂·沃森所说，“护士是每天都要付出灵魂的职业”。护士不仅照顾着患者的身体，也守护着他们的心灵。

第二则

【原文】

父母呼，应勿缓；

父母命，行勿懒。

父母教，须敬听；

父母责，须顺承。

【解读】

父母呼唤，要及时应答；父母命令，要认真行动。

父母教导，要恭敬谛听；父母责备，要虚心接受。

【引用】

“百善孝为先。”我们是父母的孩子，同时也是孩子的父母。生活中，我们赡养老人，孝敬长辈；工作中，我们护理他人家的老人和长辈。生活中，我们抚养小孩，教育晚辈；工作中，我们护理他人家的小孩和晚辈。“老吾老，以及人之老；幼吾幼，以及人之幼。”或许，因为知识不对等，我们受到过患者的指责，但需秉承着敬佑生命、救死扶伤、甘于奉献、大爱无疆的职业精神，态度恭敬，耐心倾听，晓之以理，主动帮助。这样定能让患者感受到我们温暖的关怀，同我们一起与疾病作斗争。

点评

患者有时是严厉的质检员，发现我们工作的不足；有时是亲爱的朋友，给予我们温暖的鼓励；有时是和蔼可亲的长辈，激励我们下定决心做出正确的护理决策。中华护理学会的宋葆云主任曾说过：病房是最深刻的课堂，临床是最生动的教材，患者是最优秀的老师，护理是最温暖的职业。当我们虔诚地竖起双耳去静静聆听这些特殊的教诲，细细品味，由“敬业”提升到“精业”，才会真正提升护理的品质。

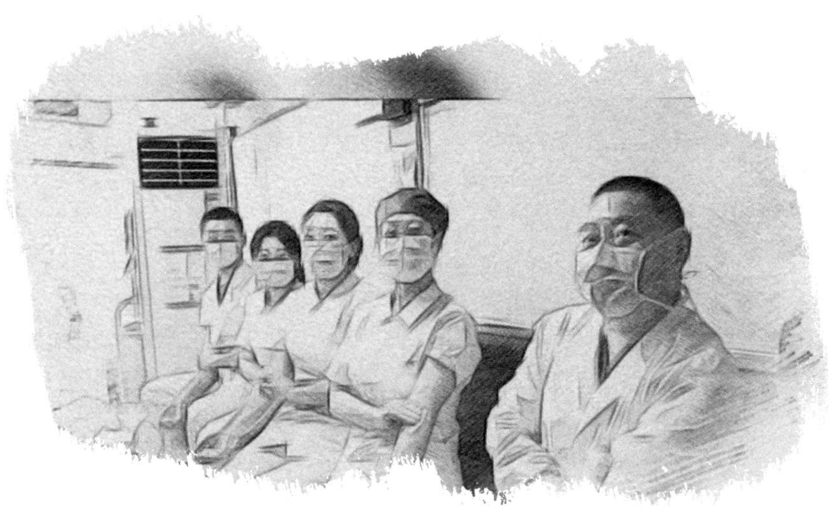

第三则

【原文】

冬则温，夏则清，

晨则省，昏则定。

【解读】

冬天寒冷，我们要让父母感到温暖；夏天炎热，我们要让父母感到凉爽。早晨起床，我们要主动问候父母；晚上睡前，我们要主动探望父母。

【引用】

时刻关注父母生活中的困难，多问候、多探望、多关心。在工作中，我们要如何做呢？作为护士，我们要保持病房的温、湿度适宜，走路轻、说话轻、操作轻、关门轻，给患者营造一个身心舒适的诊疗环境。我们要眼勤、嘴勤、手勤、腿勤，常关心、总帮助、多问候，为患者提供极致的人文护理。

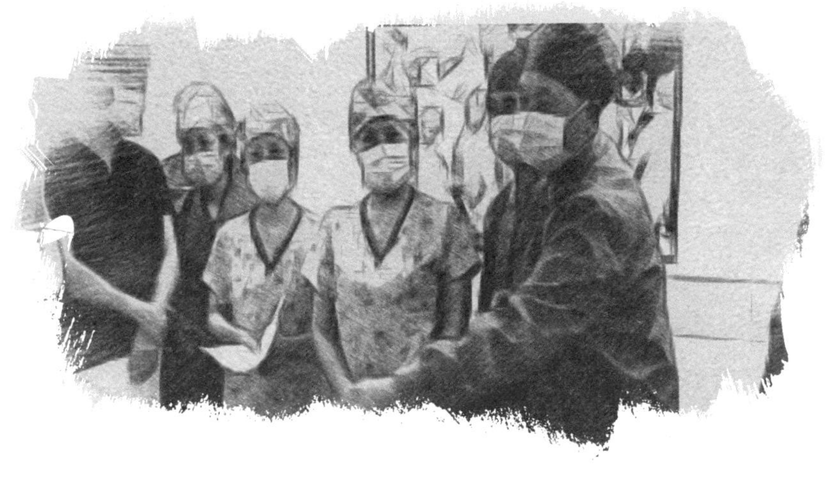

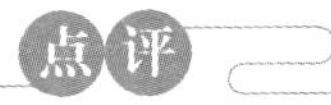

点评

良好的环境、充足的睡眠是患者康复的基本条件，保持病区环境适宜的温、湿度属于护士的工作职责。一天之中，早、晚是患者的高风险时段，临床人力薄弱，此时对患者的巡视看望是必不可少的：一是观察其休息、恢复状况，熟悉患者的情况；二是为患者提供相应的安全感，使其有需求时能寻求到专业的帮助。

第四则

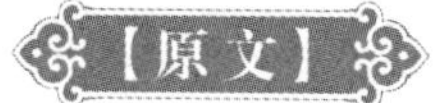

【原文】

出必告，反必面，

居有常，业无变。

【解读】

作为子女，外出时，要向父母告知去向；返家后，要面告父母以报平安，免父母挂念。起居作息，要有规律；事业要一门深入，不轻易改变。

【引用】

外出切勿不告而别，返回定要当面告知；居住有常，职业安稳，不轻易变化。工作中的您，是否也曾因别人找不到您而被询问，甚至被指责？那么，在短暂离开自己的岗位时，我们该如何做呢？此时，我们应该主动告知同事，如告知组长或护士长；同时，应交代清楚所管患者的病情、用药、治疗、特殊事宜等，确保信息准确且无遗漏，做到“时时有人看，事事有人管”，切实为患者健康提供安全保障。

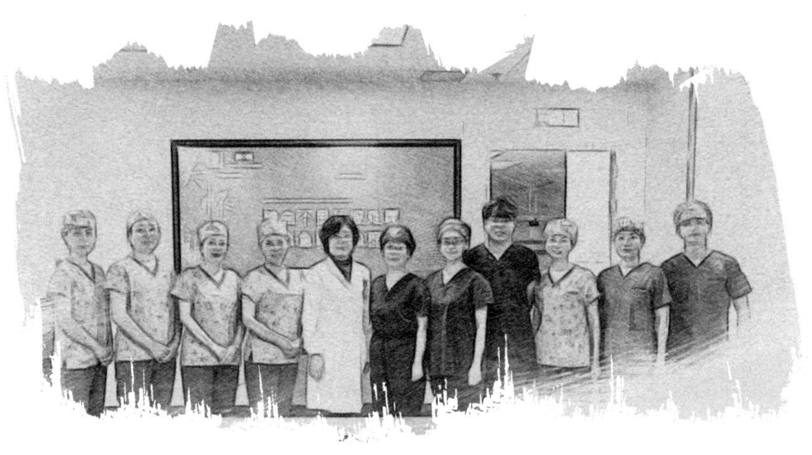

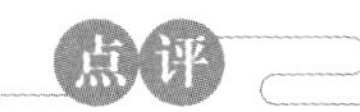

点评

在职场中要有报备意识，在工作结束或告一段落、出差或临时外出时，需要完善相应的工作交接、总结及相应手续等，让领导和同事了解自己的工作轨迹，方便其统筹安排、及时补位。如此才能切实保障患者的安全。

若想成为护理领域的专家，唯有长时间深耕不辍。除了坚持不懈地提升自我，还要有对极致品质、服务的追求；要用专业技能化解矛盾、快速梳理解决问题的思路，充满热情、好奇心，具备高度的责任心等。

第五则

【原文】

事虽小，勿擅为，

苟擅为，子道亏。

物虽小，勿私藏，

苟私藏，亲心伤。

【解读】

父母的事情，即使小，也应由父母决定，子女不可擅作主张替父母做决定。擅自做主有违做子女的礼仪。

父母的东西，即使小，也应由父母处理，子女不可私自藏匿、占为己有。私自藏匿会使父母伤心。

【引用】

“非礼勿视，非礼勿听，非礼勿言，非礼勿动。”他人的事情，我们要客观告知，由他人自己做决定；他人的东西，必须经过他人允许后才能使用。在工作中，护士要严格遵守职业核心制度，保持慎独精神，规范自己的言行举止，从日常点滴做起。

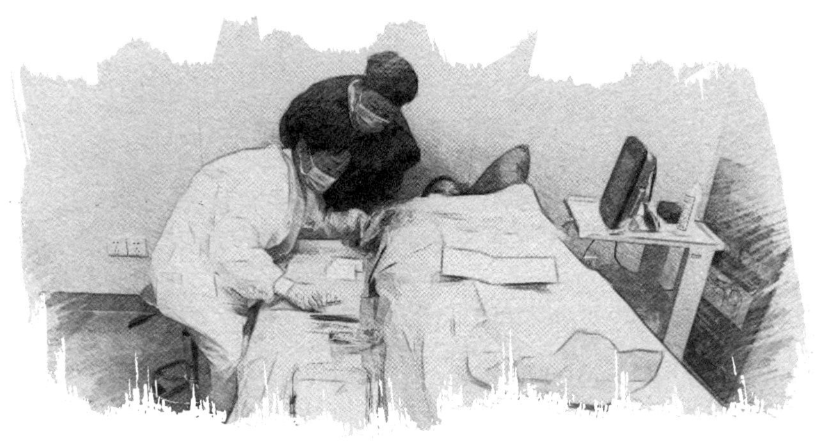

点评

工作中的小习惯影响着大事业。护士最重要的职业素养之一便是慎独精神，应树立“红线”意识，遵守行为的准则和边界，杜绝“微腐败”“小聪明”等。即使在没有人看到的时候，也应存敬畏之心，不随心所欲、肆意妄为，不引起他人的担心，以免造成不良后果。要知道“千里之堤，溃于蚁穴”，“损公肥私”会给自身和组织带来恶果，更有损护士的职业形象。

第六则

【原文】

亲所好，力为具，

亲所恶，谨为去。

【解读】

父母需要的东西或想做的事，如果确有裨益，我们要全力支持，尽己所能，帮助（他们）完成。

父母厌恶的东西或反对的事，如果确有损害，我们要果断舍弃，铭感不忘，避免触及。

【引用】

“思则有备，有备无患。”在工作中，我们会对新入院的患者做首次压力性损伤评估，发现压力性损伤呈高风险时，应积极主动向患者及家属讲解压力性损伤给患者带来的危害；并根据其个体情况，勤观察其皮肤、多协助其翻身、指导患者加强营养，做“有温度”的健康宣教，始终为患者提供优质且安全的高质量护理服务。

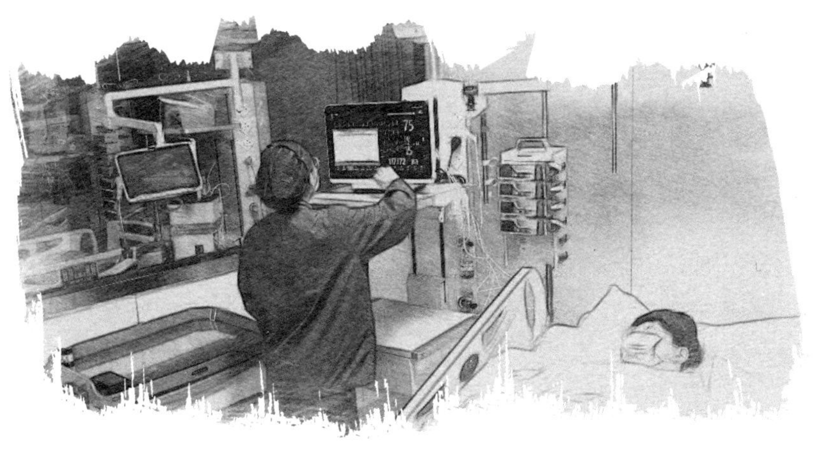

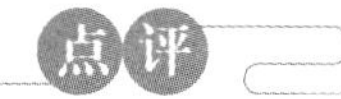

护理工作应以患者为中心展开，想患者之所想，办患者之所需。根据患者个体特征做出相应的护理决策。若有阻碍患者恢复健康的因素，应在职责范围内做好风险预警；同时也应该积极创造有助于患者恢复健康的相关条件，使其尽快重返社会生活。

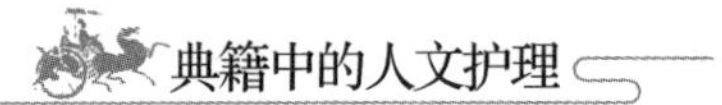

第七则

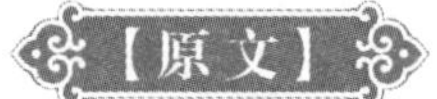

身有伤，贻亲忧，

德有伤，贻亲羞。

【解读】

身体受到伤害，会让父母忧虑；做了有违道德的事情，会让父母蒙羞。

【引用】

保护好自己的身体，不使之受到伤害。作为护士，在给患者进行暴露性的护理操作时，我们该怎样做呢？首先，应规范实施手卫生。其次，评估执行的操作是否会接触患者的血液、体液、分泌物、排泄物等，并根据预期可能出现的暴露选用手套、隔离衣、口罩、护目镜等工具，做好标准防护措施。这样既可防护疾病从患者传至医护人员，又可防止疾病从医护人员传至患者，实现双向防护。

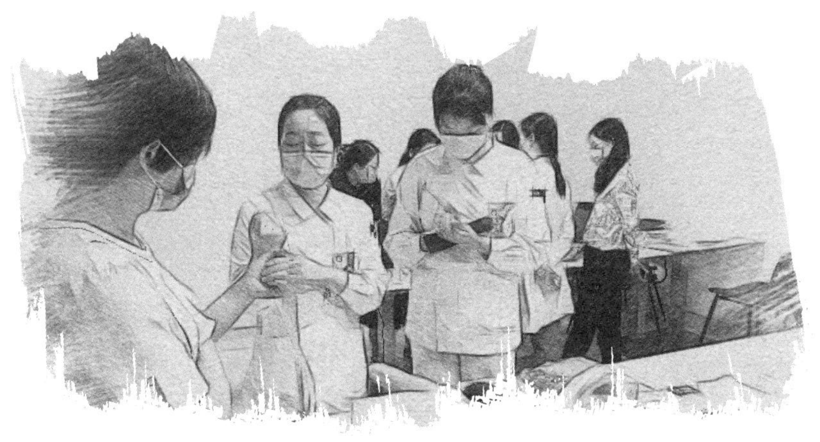

点评

1957年，清华大学校长蒋南翔提出“为祖国健康工作五十年”的口号，其在护理工作中也同样适用。护理工作的职业属性注定了其对每一位护理人员的身心健康有所要求——体魄和人格并重，技术与行风兼顾。如此，才能让社会放心，让患者满意。

第八则

【原文】

亲爱我，孝何难？

亲恶我，孝方贤。

【解读】

父母喜爱我们，我们孝敬父母，这并不是一件难事。如果父母不喜爱我们，我们依然能孝敬父母，这才是最贤德、最难能可贵的品质。

【引用】

孝敬父母，最难的是当父母不喜爱我们或对我们管教过于严厉时，我们不仅能孝敬他们，还能自我反省，体会他们严厉背后的真实心意，以期做到更好。在工作中，当遇到患者、患者家属或同事对我们有所误解时，应仔细分析原因，把握事件的本质，平和情绪，之后带着善意去沟通交流，让彼此明白对方的真实心意，从而解除误解，建立良好的护患关系及医护关系。

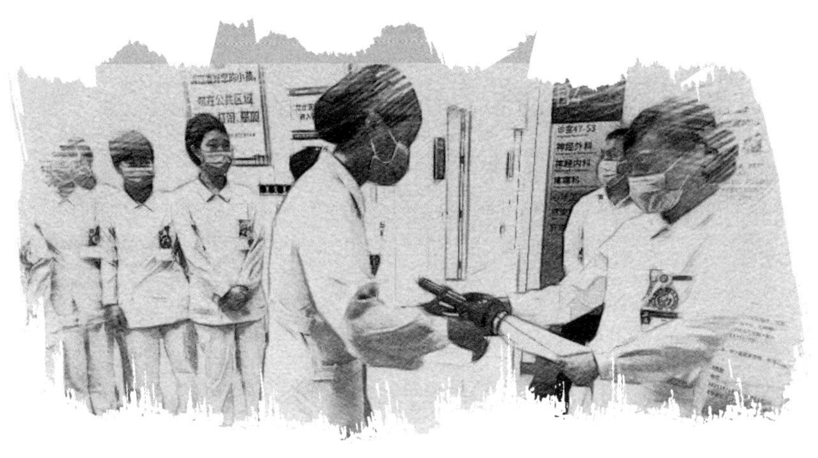

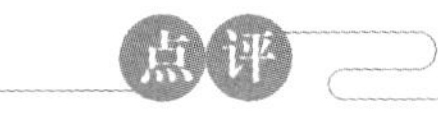

“才不近仙者不可为医，德不近佛者不可为医。”护士不可能一离开医学院校就成为护理专家，而是必须有经验和思想的点滴积累、临床实践的漫长磨炼。其中最难能可贵的便是当遇到患者的指责、误解、不满时，仍能保持理性，不被情绪左右，崇尚人民至上、生命至上的原则，怀慈悲之心，用行动化解矛盾，用专业解决问题，为患者提供力所能及的服务，尽心呵护每一个生命。

第九则

【原文】

亲有过，谏使更，

怡吾色，柔吾声。

谏不入，悦复谏，

号泣随，挞无怨。

【解读】

父母有过错时，我们应态度诚恳、声音柔和地规劝；如果父母不接受规劝，我们可以等父母情绪好时再劝导；若父母仍然不接受规劝，即使我们内心非常痛苦，哭泣悲号也要恳请父母改过，被指责或打骂也没有怨言，以免父母铸成大错。

【引用】

人非圣贤，孰能无过。在父母有过错时，子女要及时、适时对父母进行规劝。在工作中，若出现患者未规范佩戴口罩、未按要求留陪或未遵医嘱配合治疗等情况，我们要态度诚恳、声音柔和、坚持不懈地给患者讲解，使其理解管理要求，并规劝他们改变自己的行为，从而积极配合治疗，早日恢复健康。

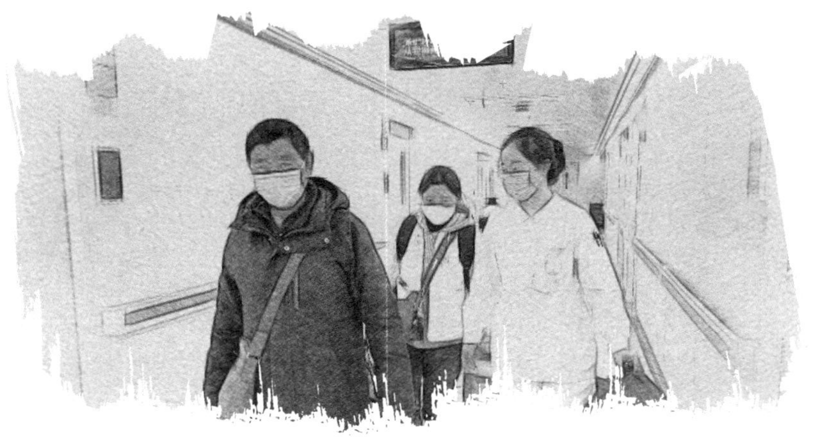

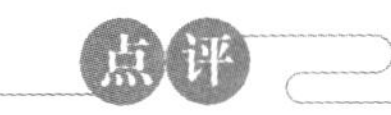

学问深时意气平，提出意见的时机、态度和决心一样重要。对患者未配合或不当之处的劝谏，绝对不是将自己的见解强加给他们或用气势压倒对方，而是要意识到医护人员既需要专业知识的支撑，也需要人文关怀的补位，这样才能够尽量扫清由思想观念、知识结构、利益调整、权力分配等导致的沟通障碍。站在患者的立场上进行有策略且不带有“火药味”的沟通，反复且真诚地劝谏，才能循序渐进地引导患者改变不恰当的行为方式。

第十则

【原文】

亲有疾，药先尝，

昼夜侍，不离床。

丧三年，常悲咽，

居处变，酒肉绝。

丧尽礼，祭尽诚，

事死者，如事生。

【解读】

父母生病时，子女要尽心照料，更要克服万难守在父母身旁实时照护，让父母感受到子女深切的爱与孝。父母去世后，办理丧事要合乎礼节，祭奠要竭尽诚意，对待去世的父母，要同生前一样恭敬，常常追思、感怀父母的教养恩德。

【引用】

工作中，我们要指导患者按时、正确服药；照护病情危重的患者，应严格执行分级护理制度，实时观察患者病情变化，给予专业的健康照护。

大家还记得白莉安护士的故事吗？某医院的新任院长在召开院务会时，对一个棘手的问题进行讨论，他认为已经获得了让大家都满意的解决方案。但此时突然有人提出：“白莉安护士满意这个办法吗？”于是大家又开始了激烈的讨论，直到提出一个更好的方案。这位新任院长后来了解到，白莉安是一位资深护士，她本人并没有什么特殊才华，也没有担任过护士长，但只要是白莉安护理过的患者，都痊愈得特别快。因为白莉安总要问：“我们是否对患者尽了最大努力？”这是用专业去行善的方式。我们在日常工作中，是否对患者尽了最大的努力呢？

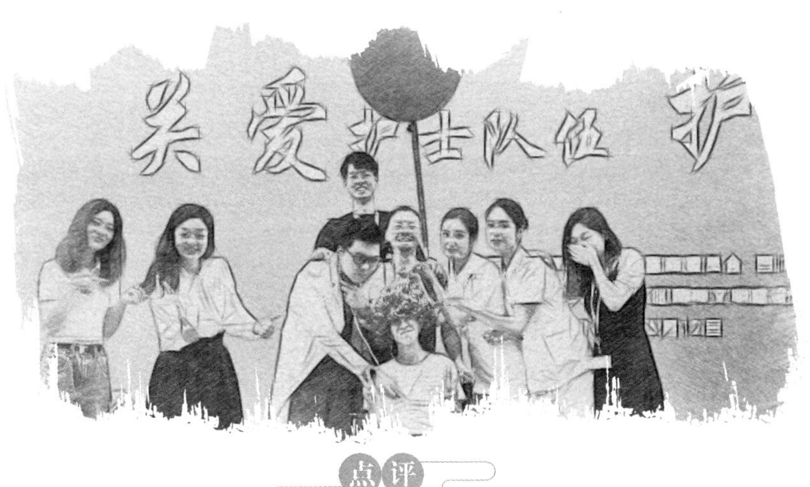

点评

我国即将步入深度老龄化社会，这进一步加大了民众对医疗、护理服务的需求。医护人员在面对各种病情的患者时不能手足无措，不必过度拘泥于中西医手段、各门类学科。不过，凡是用到患者身上的药物及治疗、护理方式，都必须遵循不伤害的原则。即使是面对无言的“大体老师”（对遗体捐献者的尊称），也应该怀有崇敬之心。履践致远、臻于至善，通过实际行动诠释专业的护理服务与人文关怀。

第十一则

【原文】

兄道友，弟道恭，

兄弟睦，孝在中。

【解读】

兄弟姐妹之间相处和睦、恭敬友爱、相互帮助，是对父母的一种孝顺。

【引用】

《弟子规》教导我们要互尊互爱。“志合者，不以山海为远。”作为护士，在工作中，我们对待同事，应交流协作，做到恭敬有礼；对待患者，应提供专业的照护和人文关怀，深入践行《护士行为十倡导》：

起身微笑勤接待，主动热情问候好。
着装修饰合规范，淡妆素抹衣冠照。
交谈首选普通话，有礼有节轻声道。
护患沟通选时机，全面了解很重要。
按规巡视不可少，病情变化观察到。
核心制度严落实，患者安全必确保。

临床思维理论强，操作精湛技术妙。
风险隐患敏把握，特殊事件需报告。
同理共情不可少，人文护理素养高。
专业精准夯质量，共享引领赛同道。

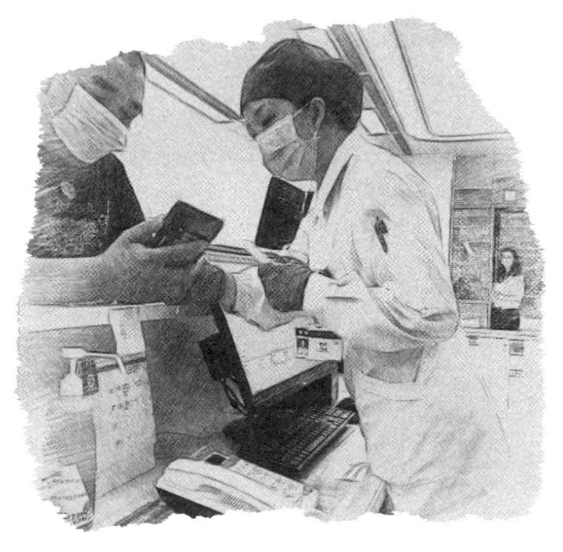

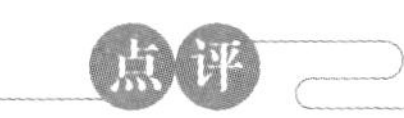

点评

人文护理从虚到实，要想行稳致远，需要仁心和专业两条腿走路。正如《护士行为十倡导》提出的那样：一是外雅于形，即通过仪容仪表、言谈举止等行为规范传递相互尊重、相互爱护的善意；二是内慧于心，即利用专业让善行“精准到达”，避免因发生护理差错而带给患者伤害、带给自身和同事麻烦，要与患者、家属及同事和谐相处、团结友爱。

第十二则

【原文】

财物轻，怨何生？

言语忍，忿自泯。

【解读】

把财物看淡些，人与人之间就不容易互生怨怼；与人相处做到尊重和忍让，人与人之间也就不容易产生愤恨。

【引用】

万事和为贵。一个组织若能团结一致，定能实现远大目标；一个人的器官之间若能良好协同配合，身体定能抵御疾病侵袭。中国的传统一向注重人与自然、人与社会、人与环境之间的和谐包容、统一共生。

在工作中，我们可能会因为经验、资历的不足而受到患者的质疑与同事的误解，但在服务患者、与同事共事时应尽可能考虑周全、相互体谅与尊重，有分歧时应努力做到宽容忍让并积极沟通。以真诚之心感怀他人，以友善之举让环境与生活变得更加美好。

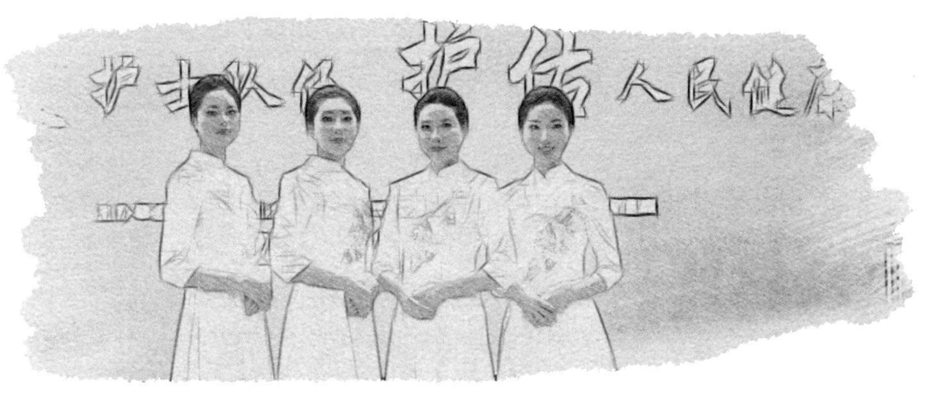

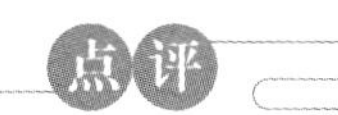

不同的人，性情志气各不相同，如果只用金钱维系团体的存在，则会缺乏精神凝聚力，也无法稳定护士队伍。护理管理者应该积极为护士队伍营造和谐的发展环境，拥有包容的智慧，加强团队凝聚力，如此则能和谐发展，使人、物、情、志和谐共生。

第十三则

【原文】

或饮食，或坐走，

长者先，幼者后。

【解读】

在一起吃饭、就座或行走的时候，要让长者在先，晚辈主动居后。

【引用】

敬老尊贤，对待长辈应谦逊礼让，对待同事应互敬、协恭，坚持长幼有序的原则，礼让长者为先。在工作中，我们要如何做呢？作为护理人员，职业要求我们应具有高度的同情心、同理心，尊老爱幼，特别是面对患有身心疾病的患者，应急患者所急、想患者所想，加强对患者的人文关怀，主动问候、关心患者的饮食起居。面对行动缓慢的老年患者，我们要上前搀扶，多倾听他们的想法和感受，及时给予帮助；在路上遇到患者和家属时，应主动问好并礼让其先行，做到安老怀少、仁心仁爱的护理。

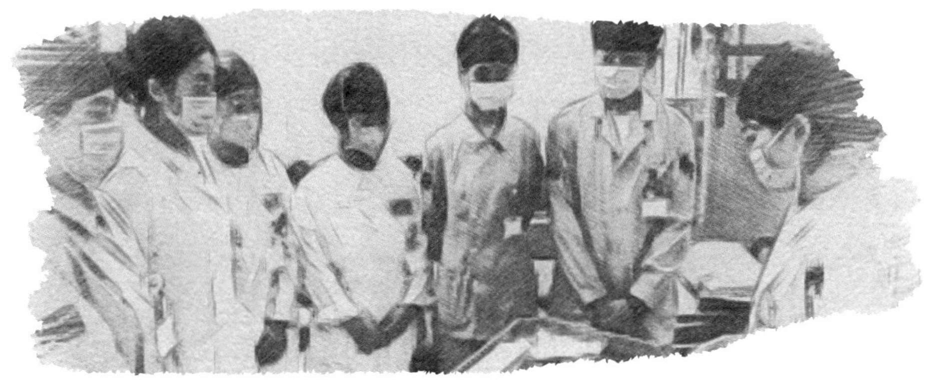

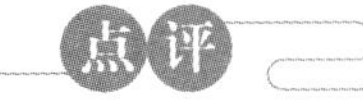

点评

言行举止有学问，行住坐卧皆文章。长幼有序、伦理尊严是中国人传承至今的家庭秩序，也是生命的自然秩序。护理人员应常怀有为他人着想的恭敬之心，将人文关怀融入日常护理服务，提升患者满意度，不断使护理事业向全面、协调、可持续的方向发展。

第十四则

【原文】

长呼人，即代叫，

人不在，己即到。

【解读】

长者呼唤他人的时候，如果被呼唤的人没有听到，要替长者去叫；如果被叫的人不在，要主动上前禀告，并询问长者需要做的事情是否可以由自己去做，如果可以，立即代为办理。

【引用】

做人应与人为善，设身处地为他人着想，当他人有困难或者不方便时，要积极、主动帮助，尽己所能，办好他人交代的事情。在工作中，护理人员面对患者的呼叫，要做到即刻应答；如果是其他同事的任务，应主动联系，请相关同事尽快前来，同时询问患者有什么事情是自己可以帮忙的，尽自己所能帮患者排忧解难，以确保患者的诊疗需求得到及时满足。

对护士长和其他领导交办的工作任务，一定要用心理解，认真落实。在执行任务时，要进行过程监测、效果评价和持续追踪，要将落实情况和阶段性结果及时向护士长和布置任务的领导反馈汇报，以确保工作任务及时有效地完成，促进护理质量不断提高。

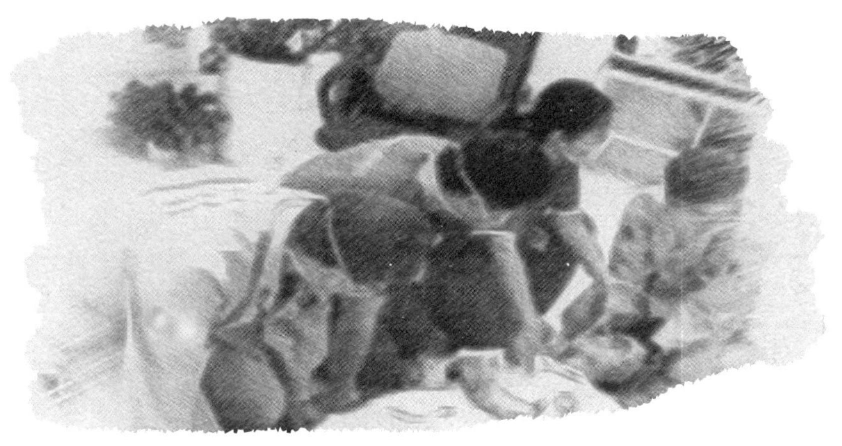

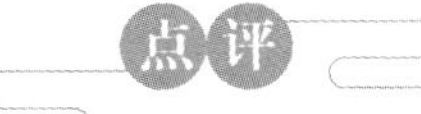

护理工作中，“首问负责制”不容小觑。如果仅有热情的微笑服务却一问三不知，所谓的优质护理服务无疑会大打折扣。作为首次被患者或家属、同事询问的护士，可能不是所有问题都能解决或处理得尽善尽美，但不应推诿搪塞，而应尽快向其他有能力处理的同事，如护士长、医生等反馈沟通，并把沟通的结果告知患者。如此才算真正的优质服务。

第十五则

【原文】

称尊长，勿呼名，

对尊长，勿见能。

【解读】

称呼长者，不可以直呼其名。在长者面前，要谦卑恭敬，不得刻意炫耀自我、藐视长辈。

【引用】

《弟子规》教导我们，即使很有才华，也应尽量做到“韬光养晦”，不在大庭广众之下故意表现。在工作中，不要因自己有出众的才华便“锋芒毕露”，让他人因“目中无人”而产生疏离感。作为护士，对待高年资的老师要谦逊，多向他们学习其丰富的临床经验，结合自己擅长的技术，不断地提升自我。相信真正有德有才的人，久而久之自然能获得大家的敬佩、爱戴，不必通过刻意表现证明自己的才华。

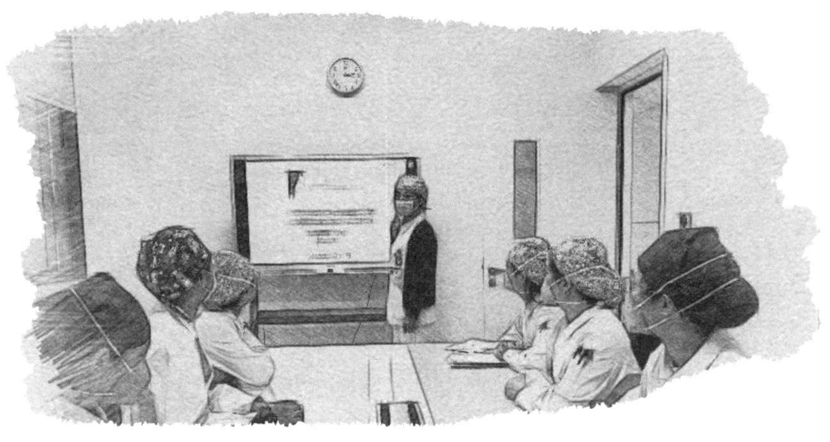

点评

站在巨人的肩膀上，我们才会看得更远。随着社会发展和时代进步，我们接触了更多的新事物、新技能，但我们应该明白自己获得的知识和学习的机会多由前辈的实践和智慧累积而来，应敬畏认知的局限性，敬畏生命的多样性，尊重每一位同事，精准护理每一位患者。

第十六则

【原文】

路遇长，疾趋揖，

长无言，退恭立。

骑下马，乘下车，

过犹待，百步余。

【解读】

路上遇到长者，要上前问好，如果长者打招呼后没有再说什么，要退在一旁，恭敬地等待长者离开后自己再离开。

【引用】

注重见面礼仪，在路上偶遇他人时要落落大方、有礼有节地打招呼。在工作中，我们遇到领导来指导时，要主动上前打招呼；对领导的提问，要大方自信地回答；自己不清楚的问题，表述时要实事求是，切不可因为害怕被领导指出问题而躲藏逃避。对待患者，我们在巡视病房、交接班、做治疗与护理时，应主动关爱患者，专业且耐心地解答患者的疑惑，确定患者没有问题时再离开。

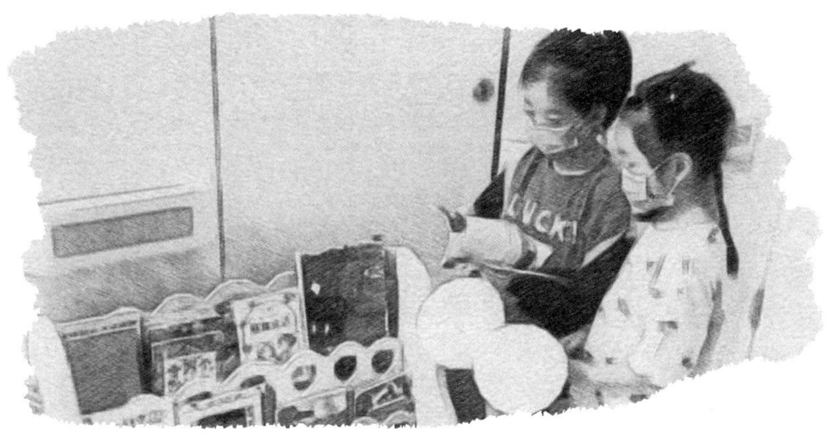

点评

“不学礼，无以立。”礼仪是修身养性、持家立业的基础。形象专业，是外秀；礼节得体，是内慧。随着人类精神文明和物质文明的发展，人们的需求在不断提高，护士礼仪教育在临床护理中不容忽视，因此应该将护士礼仪教育贯穿于护理患者的各个环节，从而提高护理人员的整体素质。

第十七则

【原文】

长者立，幼勿坐，

长者坐，命乃坐。

【解读】

长者站着的时候，晚辈不要先坐下；长者坐下后，招呼晚辈坐时再坐下。

【引用】

进退应有礼。有事请教他人时，应走到他人身边询问，切不可直接坐在自己的座位招呼他人过来。确实需要他人过来查看的时候，也应自己走到他人身边说明情况后再请他前来。

在工作中，护士要严格遵守医院的相关规章制度，密切关注患者的病情变化，发现特殊问题时要及时、主动上报，领导给出指示后方可执行，切不可自作主张。

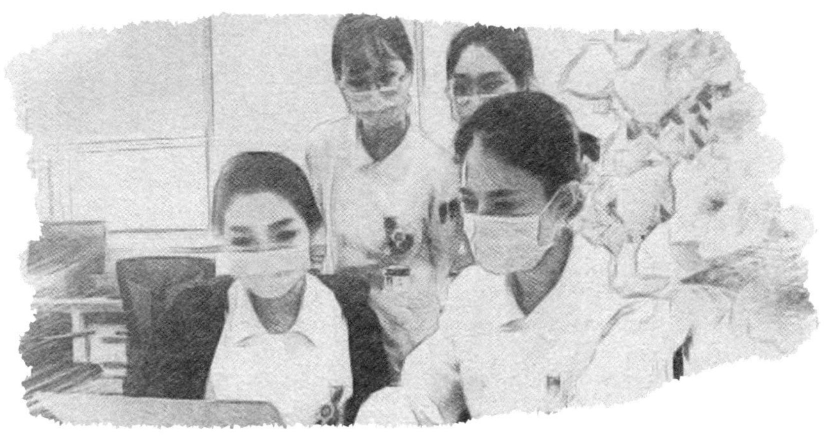

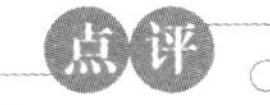

点评

做人应有规有矩，做事应有理有节。护士的职业礼仪，是护士在职业活动中应遵循的行为准则。处世得宜、待人以礼是当代护士应有的风范。简单的礼仪动作是约定俗成的一种方式和程序，以友好、尊重示人，能折射出护士的个人修养及医院的形象，快速促进良好、健康的护患关系的建立，为后续护理工作的顺利开展打下良好的基础。

第十八则

【原文】

尊长前，声要低，

低不闻，却非宜。

【解读】

与他人交谈时，声音要放低一些；但如果声音低到听不清楚，也是不恰当的。

【引用】

和他人说话时，语言要柔和，态度要谦卑，声音不能高亢喧闹，也不能低不可闻。在工作中，患者和家属因为不了解疾病治疗流程，可能会对我们产生抱怨和误解，这时要及时沟通交流，做到表情得体、语调平和、语速适中、有礼有节地向患者及家属说明医院的规章制度和疾病的治疗流程。如果患者及家属在短时间内不能接受或不能理解，我们应先安抚患者及家属的情绪，待其情绪稳定后再进行沟通。

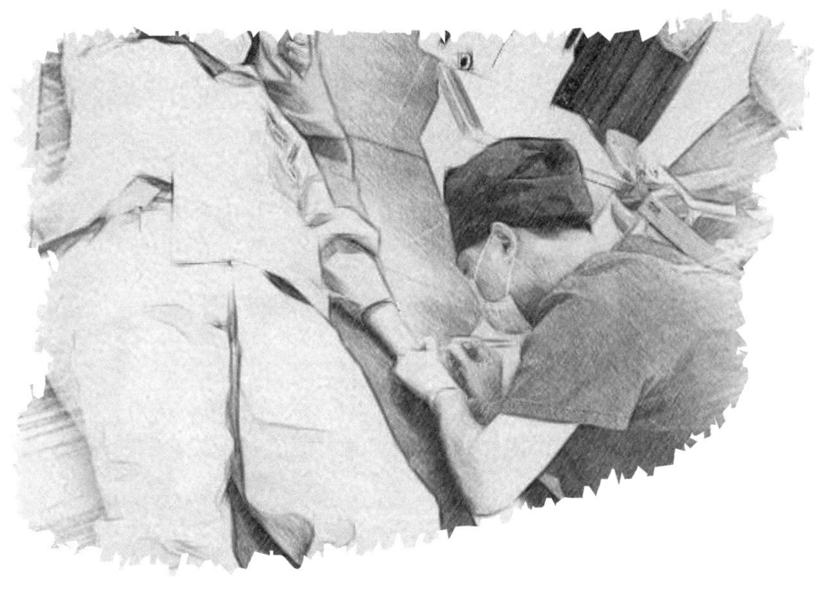

点评

合适的音量是交谈时非常重要的职场礼仪，在医院更是如此。医院中，24 小时充斥着空调通风机声、各式的警报声、电话铃声、呼吸器声、雾化机声、敲击键盘声、各类人员的谈话声、门被打开又关闭的吱吱作响声……因此在交谈时，音量过高容易使倾听者于无形之中感到烦躁不安，而音量过低则会使人听起来劳神费力。音量过高或过低，均不能达到良好沟通的目的。因此，护士在与患者的语言交往中，应音量适中、语气温和，将对患者的关怀、爱心、同情心及想要真诚相助的情感融化在语言中。

第十九则

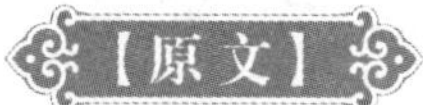

【原文】

进必趋，退必迟，

问起对，视勿移。

【解读】

与人交流时，要主动靠近，要善用眼神接触及倾听等非语言沟通技巧，及时做出回应。

【引用】

与人相处，要中正自然，不要曲意逢迎，也不可故作高姿态。护理是关怀的技术，更是关怀的艺术。作为护士，应平等对待所有患者、尊重患者，自觉精进专业技术，不断提升人文素养，以关怀帮助患者，尽全力维护人类健康之职责，显中华之美德。

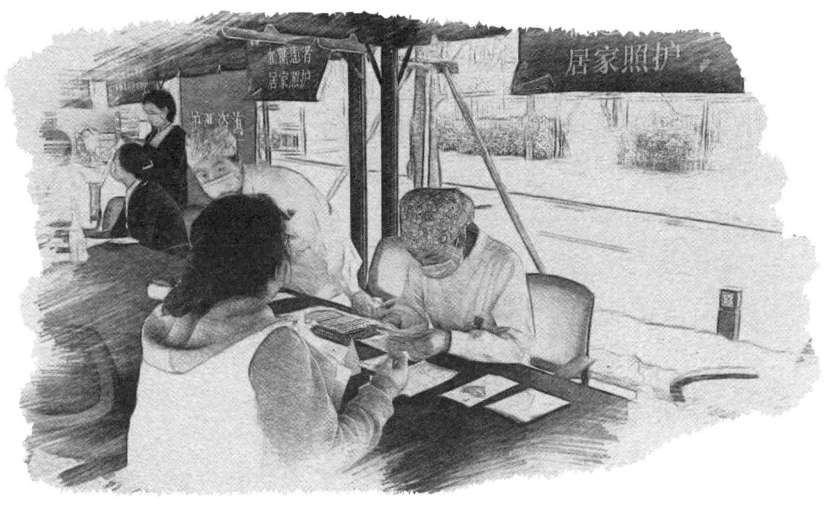

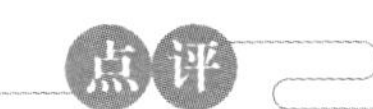

从南丁格尔创立护理专业之日起，护理工作便与人道主义精神和以关心患者、关爱生命为核心的职业道德密切联系在一起。护理工作离不开人们的交流与沟通。俗话讲“言不尽意”，这充分说明语言沟通的局限性，在语言沟通之外，人们还要能够运用非语言沟通形式进行感悟、体验。护士与患者交流时，善意的目光接触和根据交流的场合、背景选择亲密距离、个人距离、社会距离等合适的距离，能够使交流更加高效。

第二十则

【原文】

事诸父，如事父；

事诸兄，如事兄。

【解读】

对待他人的长辈，应该如同对待自己的长辈一般孝顺恭敬；对待他人的兄弟姐妹，应该如同对待自己的兄弟姐妹一样友爱尊敬。

【引用】

“人不独亲其亲，不独子其子。”在工作中，当护士遇到患者对于疾病感到非常无助时，应耐心倾听他的诉说，做到医患共情，使患者感受到关心。运用我们所学的知识，通俗易懂地讲解与疾病相关的知识，及时解除患者心中的忐忑和疑惑，让护理工作有情、有爱、有温度。对待他人，无论是长辈、兄弟姐妹或晚辈，都应谨遵悌道、友爱宽容。

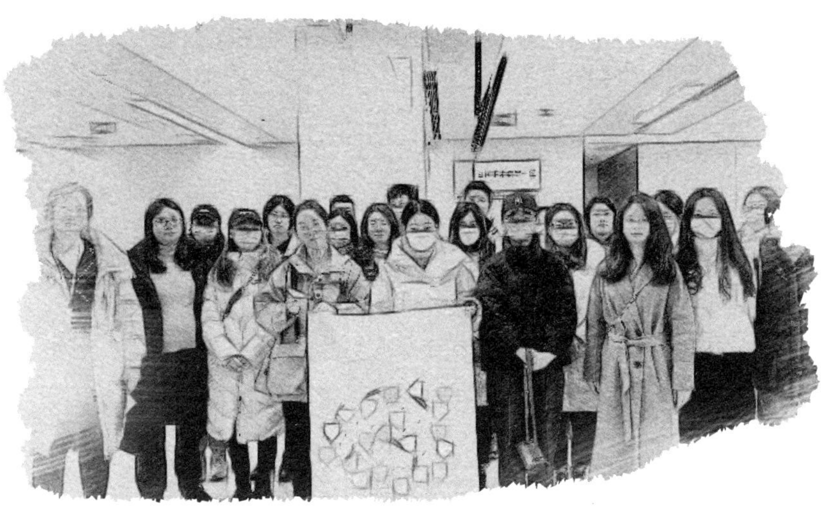

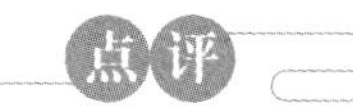

点评

人们共处于同一片蓝天下、一个地球上，应该建立一种亲密友爱的关系，彼此和睦相处，相互关照，以仁爱之心对待万事万物。关注、理解患者的感受正日益成为护理工作的重要组成部分。面对患者，需将隔阂和偏见放下，将心比心，用敬业、奉献的精神诠释大爱、礼敬之意与礼仪之行的典范。利用深度共情推动相互理解，进而找准症结，提供最佳护理决策，帮助患者快速康复，尽快重返社会生活。

第二十一则

【原文】

朝起早，夜眠迟，

老易至，惜此时。

【解读】

每天早起，把握光阴及时努力；适时休息，强壮体魄奋力向前。莫等闲，白了少年头，空悲切！

【引用】

“黑发不知勤学早，白首方悔读书迟”，时光易逝难回，我们要倍加珍惜现有的宝贵时光去提升自我。作为护士，要自觉强化和精进临床思维、专业知识和操作技能，有效管控各项护理敏感指标。积极适应新时代的发展与挑战，掌握信息化、人工智能等先进技术，全面提升“心理—生理—社会”康复指导水平。对不同文化层次的患者、家属及其他社会群体提供个性化、连续性、全生命周期的极致的人文关怀护理。

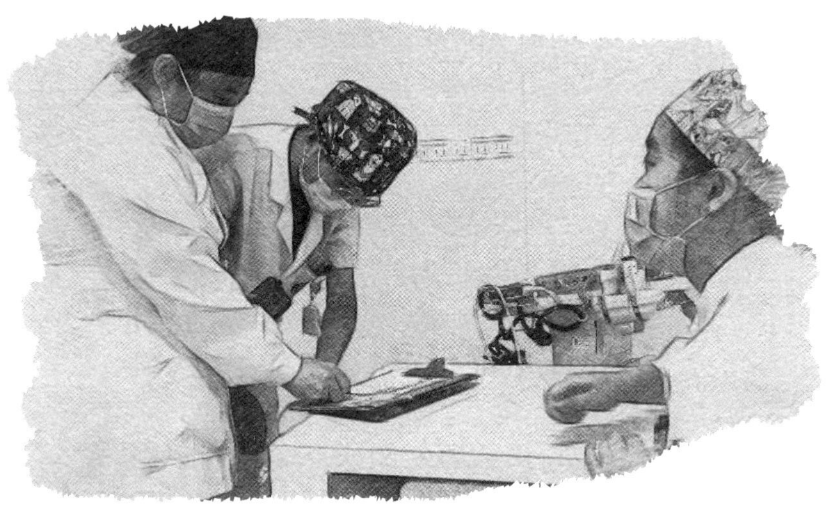

点评

人生天地之间，若白驹过隙，忽然而已。这是一个挑战与机遇并存、瞬息万变的时代，时间是最稀缺的资源，应该留给更加重要的决策，而那些无关紧要的事情则应简化处理。护士需要不断提升专业素质，贴近社会群众需求，利用自己在某一领域的知识、专长和技术为患者和社会人群提供护理服务。这需要新时代的护士珍惜时间、把握光阴，牢固树立终身学习的理念并付诸实践。

第二十二则

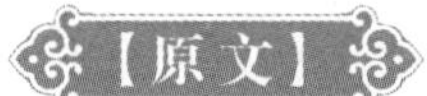
【原文】

晨必盥，兼漱口，

便溺回，辄净手。

【解读】

早晨起来要刷牙、洗脸、梳头，整理好仪容；上完厕所后要洗手，养成良好的卫生习惯。

【引用】

整洁为强身之本，保持仪容仪表整洁干净，养成良好的卫生习惯，才能确保身体健康。在工作中，我们在接触患者前及进行清洁操作或无菌操作前，接触患者及其血液、体液和分泌物等危险物后，接触患者环境后，应严格使用“七步洗手法”进行手卫生处理。在操作中，应戴好手套后再去接触患者的体液、血液、破损皮肤、黏膜、分泌物、排泄物等，清理传染性疾病患者用过的物品，操作结束应脱去手套、认真洗手并及时处理被污染的环境，绝不可用污染的手或手套接触仪器开关、清洁区和清洁物品。在进行可能会有体液、血液、分泌物、排泄物等喷溅情况的操作时，应根据具体情况采用适当的保护用具，做好职业防护。严格落实职业防护，确保为患者提供专业、安全的健康护理服务。

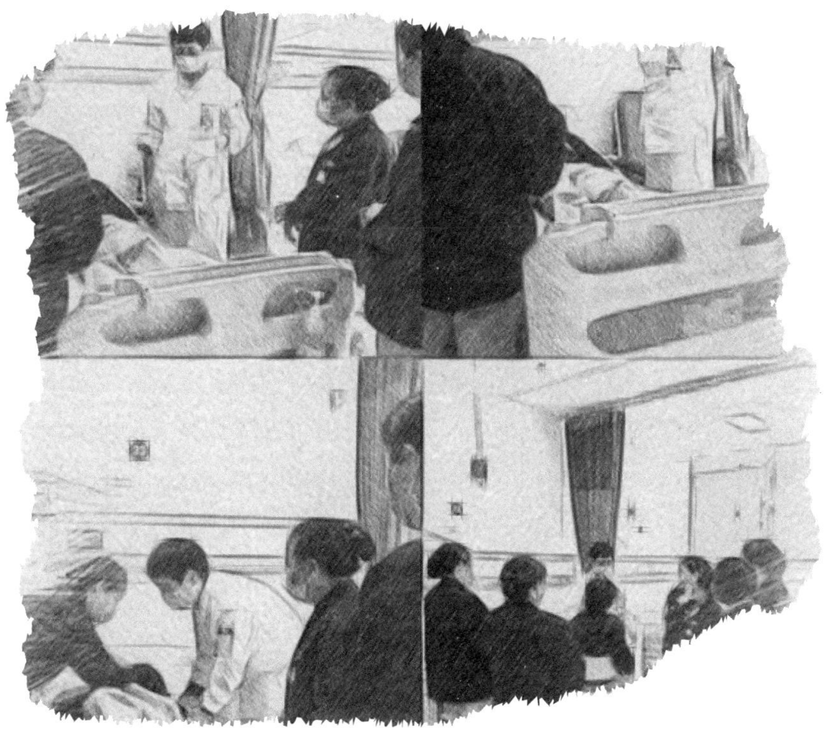

点评

基础护理和手卫生是护理中两个永恒的主题。向患者提供基础护理是护士的重要职能，通过基础护理可以观察患者病情的发展与转归，有效预防许多疾病的并发症。而手卫生是切断接触和传播疾病行为的重要途径之一，也是减少医院感染最有效、最经济、最简便的方法，为医疗质量和患者安全提供了有力保障。

第二十三则

【原文】

冠必正，纽必结，

袜与履，俱紧切。

置冠服，有定位，

勿乱顿，致污秽。

衣贵洁，不贵华，

上循分，下称家。

【解读】

帽子戴端正，纽扣系好，鞋袜搭配适宜，保持衣冠整齐，是一个人与他人交往最基本的仪容。脱下的衣物要定点放置，不可揉成一团随手乱丢，以免衣服被弄皱、弄脏或找不到。穿着打扮应得体，依据自己的身份、出席的场合以及自己的经济情况选择适宜的着装，注重整洁，不可一味讲究昂贵华丽。

【引用】

仪容仪表是一种文化修养，也是一种语言。服饰之美在于内在气质与外在形象的和谐统一，切勿过分虚荣，用奢侈华贵的外在去掩饰知识能力的匮乏。

在工作场合中，我们倡导护士“着装修饰合规范，淡妆素抹衣冠照”，穿护士服、护士鞋，要衣扣整齐，个人衣物不露于工作服外，在工作中不得挽起袖子、护腿或敞着衣领；怀孕护士根据情况选择孕期护士服。不可穿工作服及工作鞋到病区外的区域，如医院行政办公楼、教学楼、餐厅、职工购物中心及院区外。手术室、ICU 等特殊科室人员外出需要更换外出工作服。良好的仪容仪表不但能给自身带来自信，更能加强他人对护理职业的认知并对专业服务予以肯定。

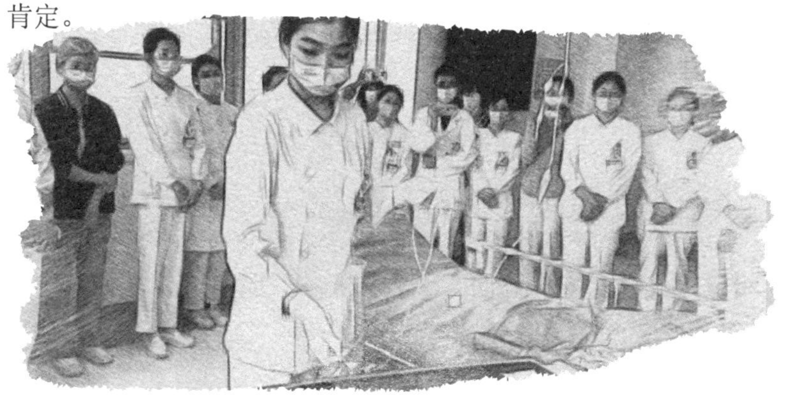

点评

服装礼仪是护理礼仪的重要部分，有着显著的职业特征，讲究规范性和统一性，应统一地点放置，定期回收清洗，保证衣物清洁。随着时代审美的提升，护士服不再是单一的颜色和款式，但衣冠整洁、合适依然是最基本的要求。整洁的仪表、优雅亲切的举止、热情关怀的语言、渊博扎实的医学知识、熟练精湛的护理技术、执着敬业的奉献精神，可以赢得患者的信任，使患者积极配合治疗，从而对患者的康复起到积极的促进作用。

第二十四则

【原文】

对饮食，勿拣择，

食适可，勿过则。

年方少，勿饮酒，

饮酒醉，最为丑。

【解读】

日常饮食要注意营养均衡，不可挑食、偏食或暴饮暴食。不做吸烟、喝酒等有损身体健康的事情，尽可能让自己保持清醒，以免造成不良影响。

【引用】

凡事应有度，不达则不张，过之则易折。作为护士，在工作中应依据医嘱及患者的身体情况对其进行适宜的饮食指导，对于需要特殊饮食的患者，应耐心讲解饮食的种类、用量、用法及时间，遵从医嘱指导患者合理饮食，使患者提高自我控制能力和自我约束能力，引导患者养成健康的生活饮食习惯。

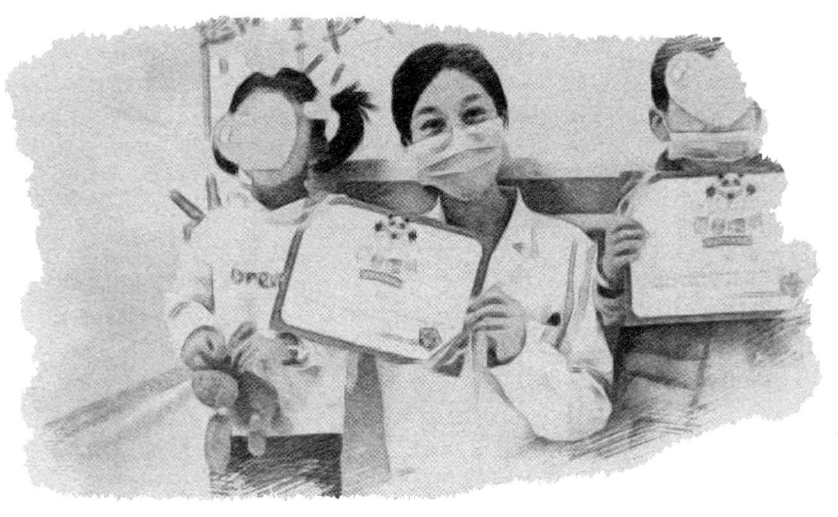

点评

健康饮食是保持健康、预防疾病和恢复健康的重要条件。人的五脏六腑都有自己的节律，而挑食、暴饮暴食、酗酒等都是不健康的生活方式，会直接对身体造成不同程度的伤害，也使人容易在社交场合失态，有损自身形象。护士作为健康指导者，除了自身要注意，也应该为患者提供合适的饮食护理，帮助其养成健康的饮食方式。在患者出院前，应指导患者如何安排膳食，如何选择食物，如何烹调；教会患者家属按要求准备膳食，这对患者的康复具有很重要的作用。

第二十五则

【原文】

步从容，立端正，

揖深圆，拜恭敬。

【解读】

走路时步伐应从容稳重，站立时要抬头挺胸、精神饱满、体态端正。与他人交流时，要怀有真诚恭敬之心，彬彬有礼，切不可敷衍应对。

【引用】

对待他人，应尽可能做到“温、良、恭、俭、让”。在工作中，我们以“义、仁、信、礼、道”为理据，常持格物之心，善育良知；常念思诚之心，关怀至信；常怀仁爱之心，知贞笃行；常系天下之心，士志于道。行为礼仪规范，不论站姿、坐姿还是走姿，都应稳重、端庄、大方、优美，呈现出精神饱满的工作状态。患者入院时，应做到“起身微笑勤接待，主动介绍问候好”；称呼患者应适宜，不使用床号代替姓名来称呼患者；交谈首选普通话，“有礼有节轻声道”。尊重和理解患者的不同文化、价值观和信念，为患者提供专业、安全且全程、零伤害的健康照护。

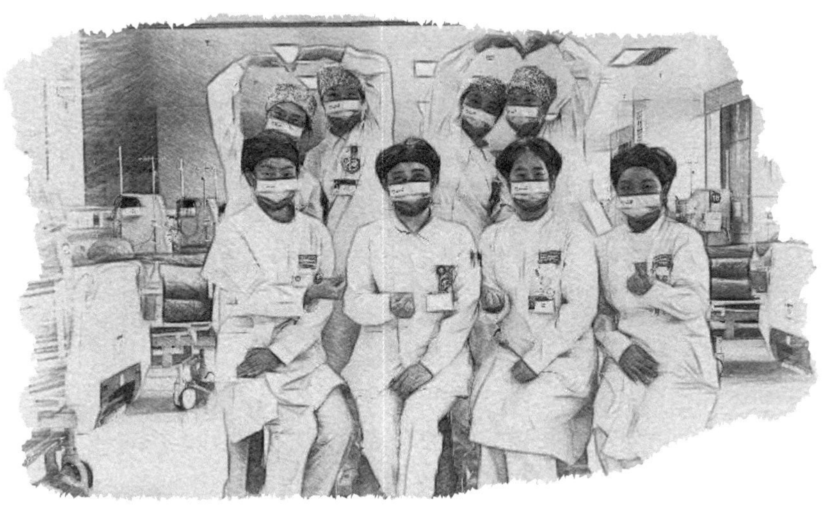

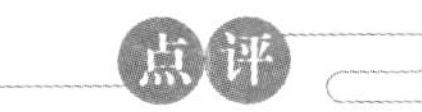

点评

护士是真善美的化身。其最直观的美体现在走路、站立、引导等无声的语言中，通过这些无声的语言传递人文护理的丰富内涵。端庄从容、大方优美、积极的工作状态，不仅能够让患者对护士产生信赖，对疗愈疾病树立信心，也展现着整个医院甚至行业的良好形象。

第二十六则

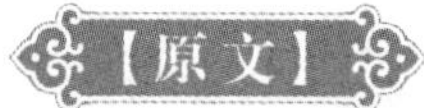

【原文】

勿践阈，勿跛倚，

勿箕踞，勿摇髀。

【解读】

行路端坐应注意细节，不可停留在门口或路口，影响他人的进出，不可歪身斜靠在墙边站立，不可分开腿坐，不可随意抖腿。

【引用】

在公众场合要保持端庄、稳重的行为仪态。在工作中，我们站、坐、行时均要注意仪态规范，保持背部挺直，不可倚靠或坐在办公桌旁、病床上等；不可在病房、护士站等工作区域吃、喝、嬉戏、打闹；不可在院区内着工作服时挽手、搭肩行走；行走在院区，要主动靠右避让，为患者留出通道。良好的护理职业形象是生命健康的力量体现，我们要通过良好的言行举止为患者提供一个舒适、安全的诊疗环境。

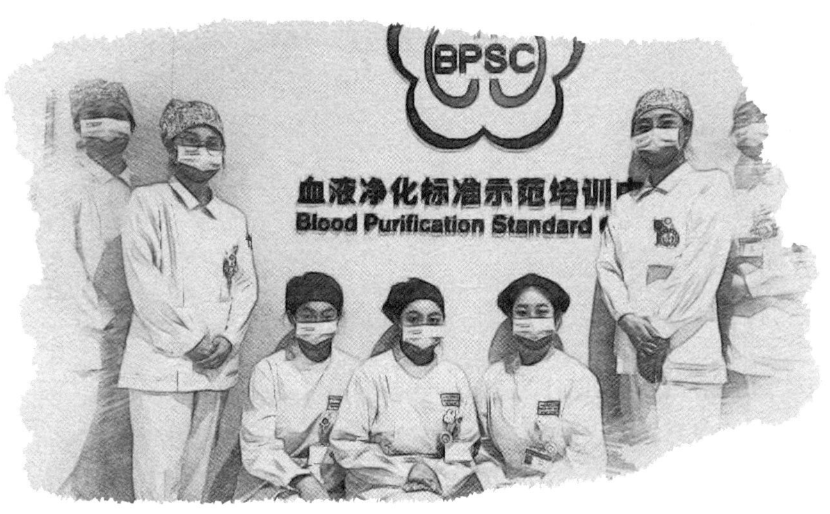

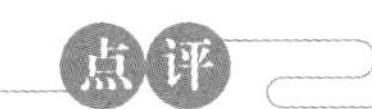

护理礼仪是强化护理行为效果的重要手段。随着医学模式的转变，人们对健康的需求以及对医疗服务质量的要求越来越高，礼仪已成为代表医院文化、促进医院文化建设的重要部分。

行走靠右，患者优先。严肃自己，才能获得别人的敬重。护士要不断强化服务意识，提高自身素质，才能更好地为所有有健康需求的个人和集体服务。

第二十七则

【原文】

缓揭帘，勿有声，

宽转弯，勿触棱。

【解读】

应轻轻拉动围帘、挪动椅子、开门、关门等，使声响尽量小，以免打扰他人；走路时遇到桌角、转角及其他有碍前行的物品，或者遇到他人时，要与其保持相对宽的距离，尽量不与之触碰，以免受伤。

【引用】

做事要谨慎细微，祸患常积于忽微。在工作中，我们要以患者为中心，提供服务态度好、专业技术质量高的优质护理服务；尊重患者的隐私，保护患者的个人信息及健康信息。遵医嘱用药或进行相关护理操作前后，均要注意与患者进行良好沟通，告知患者相关注意事项，主动做好健康教育。同时，耐心倾听患者诉求，尽力满足利于其健康的合理化要求，与患者建立具有帮助、信任、关怀、安全感的氛围，让患者满意、家属放心，于细微处尽显护理的人文关怀。

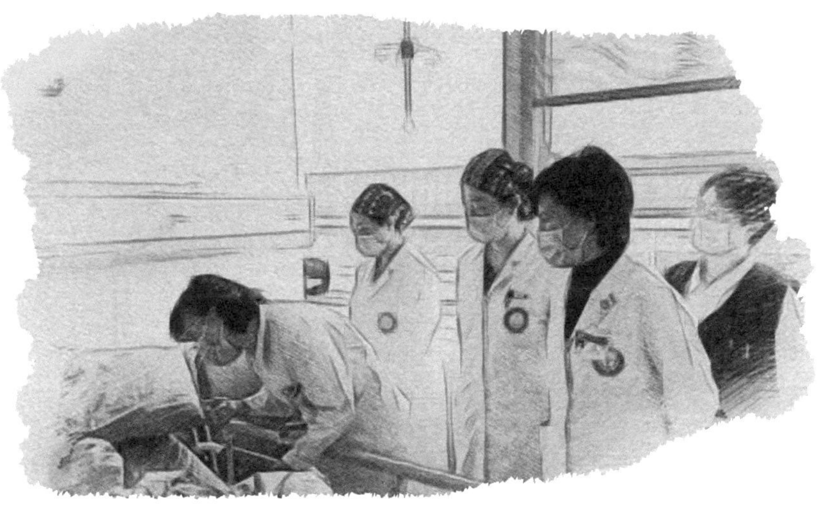

点评

物理环境是患者身心舒适与否的重要影响因素，关系着治疗效果及疾病的转归。一旦患病，人们在希望获得最好的医疗服务的同时，也希望在安全、舒适的环境中接受诊疗。护士的言行应从容轻柔，竭力为患者构建和维护安静舒适、安全的诊疗与休养环境，改善患者的就医体验。

第二十八则

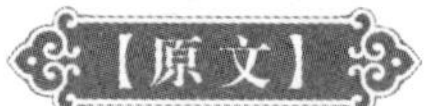

【原文】

执虚器，如执盈；

入虚室，如有人。

【解读】

即使拿着较轻的或不太贵重的物品，也要像拿着非常贵重的物品一样谨慎，切不可随意摇晃摆动，以免损坏。身处旁无他人的环境，也应慎独、严谨地做事，绝不能因他人没看到而对犯错抱有侥幸心理。

【引用】

我们应时刻保持谨慎的态度，带着敬畏之心去工作。护理工作无小事，任何一个小失误都有可能对患者造成巨大的伤害。因此，我们要将慎独精神深植于心，遇到患者呼吸心搏骤停、大出血等紧急情况要抢救时，需执行的口头医嘱务必复核两遍；抢救中使用过的空安瓿在抢救结束后，双人核对确认无误方可丢弃。严格落实各项制度规范，认真细致照护患者，为患者提供安全专业的护理服务，保护患者的同时也保护护理人员自身。

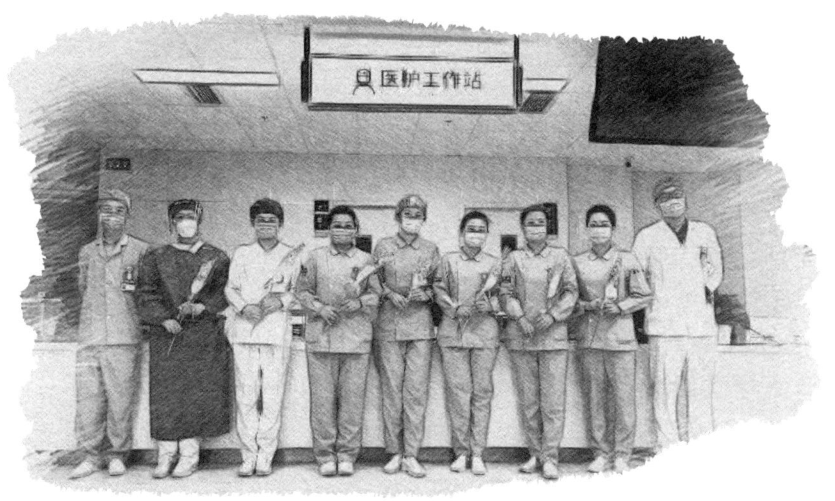

点评

“天下难事，必作于易；天下大事，必作于细。”对于护士更是如此。护理工作无小事，需要时时警惕、守正不挠，时刻戒惧、谨慎不苟，将慎独精神深植于心，防止过失和护理差错的发生，避免给患者带来损伤。

第二十九则

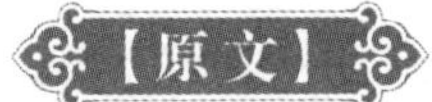

【原文】

事勿忙，忙多错，

勿畏难，勿轻略。

【解读】

遇事不可慌乱，一慌乱就容易出差错；遇到困难要认真对待，不可以畏惧退缩，也不可以傲慢轻视。

【引用】

在面对压力与挑战时，要有“每逢大事有静气”的胆识，有条不紊、从容不迫、直面困难。作为护士，要对护理应急处置制度了然于胸，遇到特殊任务、大型抢救、自然灾害等突发事件，以及护理相关安全（不良）事件时，要沉着冷静，遵循相关规定及时请示报告，妥善地进行应急处理，并做好相关记录。规范突发事件的应急管理和应急响应程序，保证及时有效地实施应急抢救工作的同时，将常规工作安排妥当，保障整个病房患者的护理治疗可以有序开展。

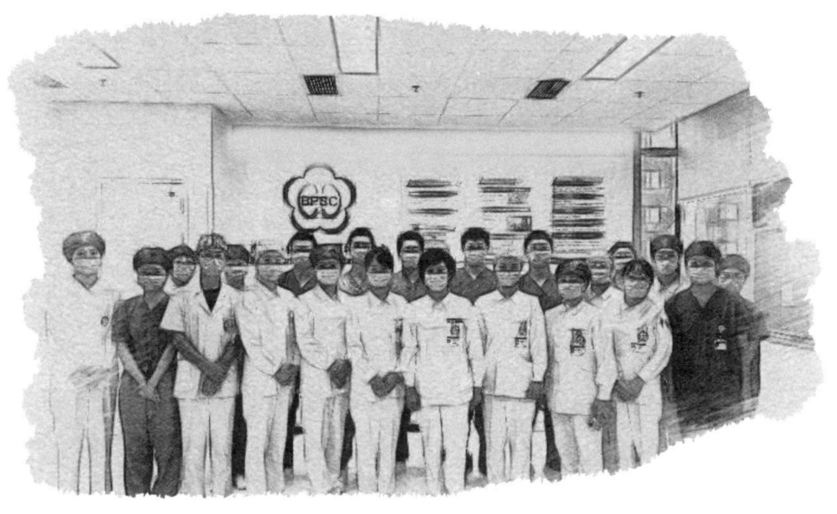

点评

“凡事预则立，不立则废。”杜绝不良后果的发生，需要敏锐地发现各类安全隐患。及早建立应急预案并演练，加强风险管理，提高应急能力，确保有突发事件时能够有效地开展救援工作，以最大限度地减少危害，保障人民群众的身体健康与生命安全。

第三十则

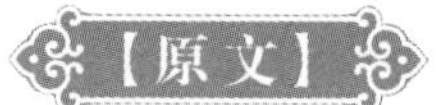

【原文】

斗闹场，绝勿近；

邪僻事，绝勿问。

【解读】

远离容易激发矛盾的是非之地；克制自己的好奇心，不刻意打听他人隐私。

【引用】

明善恶，辨是非，知进退。作为护士，要认真贯彻落实《医疗机构工作人员廉洁从业九项准则》：

一、合法按劳取酬，不接受商业提成。

二、严守诚信原则，不参与欺诈骗保。

三、依据规范行医，不实施过度诊疗。

四、遵守工作规程，不违规接受捐赠。

五、恪守保密准则，不泄露患者隐私。

六、服从诊疗需要，不牟利转介患者。

七、维护诊疗秩序，不破坏就医公平。

八、共建和谐关系，不收受患方“红包”。

九、恪守交往底线，不收受企业回扣。

增强自身的责任感、使命感、荣誉感，规范自身执业行为，弘扬新时代护士职业精神，保障护理事业高质量发展。

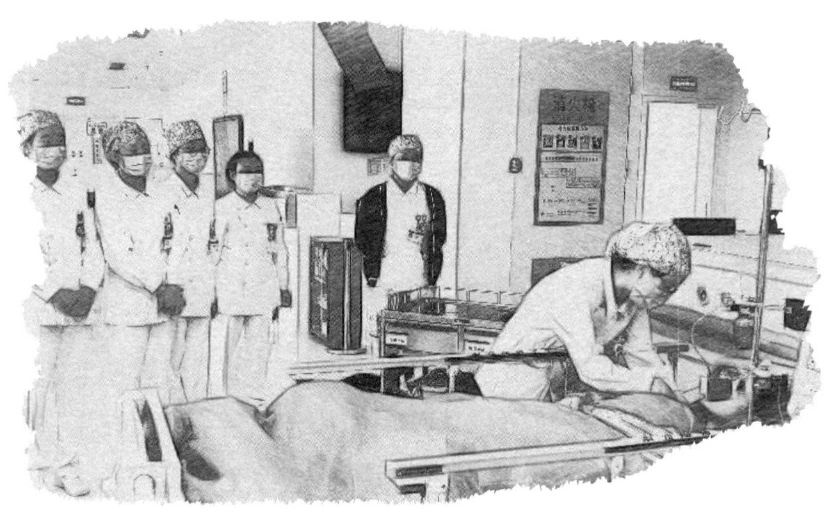

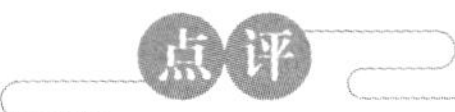

点评

“入芝兰之室，久而不闻其香”“入鲍鱼之肆，久而不闻其臭”。对于不正当的是非之事要勇于拒绝，不出入是非之地，不参与其中，以免污染了心性，而应专注于专业，坚守初心，守护患者健康，维护患者权益。

第三十一则

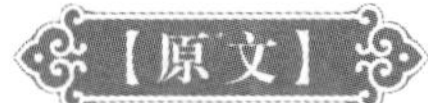

将入门，问孰存，

将上堂，声必扬。

人问谁，对以名，

吾与我，不分明。

【解读】

进门之前先敲门问一声“请问有人在吗”；走进房间前，先提高声音以便提醒他人。当有人问“请问是谁”时，要回答自己的名字，如果只说“是我”，会让对方无法分辨清楚。

【引用】

我们在人际交往过程中要注重礼仪规范。《管子》言：“夫人知礼然后恭敬，恭敬然后尊让。”在护理工作中，患者到病房办理入住手续时，我们要主动热情地接待患者；核对患者身份时，应双人查看，确保腕带上的身份信息与患者身份证（户口簿）、医保卡相符，再为患者佩戴好腕带，并做好健康宣教。我们应时刻注意自己的礼仪规范和医疗行为，以提供极致的人文关怀和专业的照护，让患者满意。

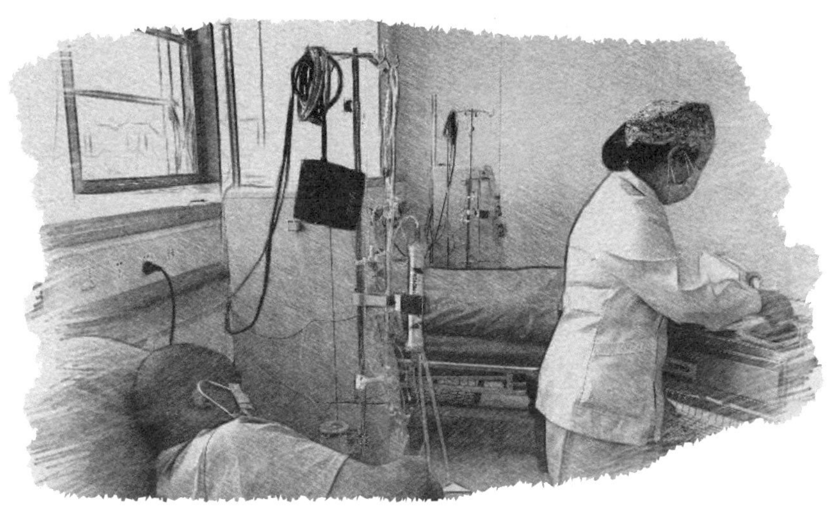

点评

护士进入病室或者其他办公房间，应该先敲门，这是一种礼貌，是对他人尊重的一种表现，也是提醒房间里面的人有人即将进来，表达应做好相应准备之意，避免冒失地闯进房间，撞见他人的隐私，造成不必要的尴尬。

每日应主动向患者介绍责任护士及主管医生，如果只是用“我”“他”等指代词语，容易造成混淆，待患者有需求时，就会造成不知道找谁处理的情况出现。

第三十二则

【原文】

用人物，须明求，

倘不问，即为偷，

借人物，及时还，

人借物，有勿悭。

【解读】

借用他人物品前，须征求他人的同意，如果不经同意而私自拿用，就会被视为偷盗。借用的东西要及时归还；别人向你借物品，如果有就不要吝啬。

【引用】

“人无信，则不立。”借用他人物品或需要他人配合做某事时，我们都应获得他人知晓并同意。在工作中，我们进行临床病例授课或学术交流时，若使用涉及患者肖像的图像视频、病历资料等，应获得患者的知情同意或做个人信息隐私保护；完成各项护理工作时，我们应尊重患者的知情权，与患者建立信任，以人为本，实行人性化的护理服务。

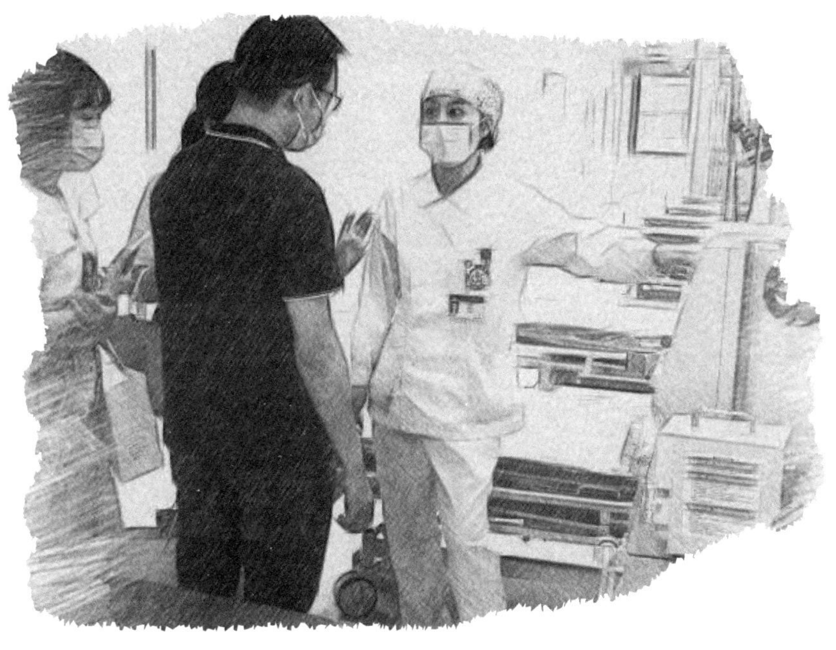

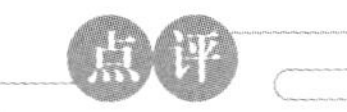

随着中国法律建设的不断加强，各项新的法律法规在不断颁布实施，广大人民群众在日常生活中的法律意识与自我保护意识正在迅速提高，这种意识也同样体现在临床医疗护理的工作中。护士应增强法制意识和保密意识，尊重保护患者的肖像权、数据权、信息权、诊疗权等，杜绝向外散布患者的隐私，加强对病案资料的归档和保护，规范职业行为。

第三十三则

【原文】

凡出言，信为先，

诈与妄，奚可焉！

【解读】

做人做事要言而有信，欺诈和不诚实的言语行为是不可取的。

【引用】

“人而无信，不知其可也。”与人交往，应以诚信为本。在工作中，我们进行常规护理以及动态巡视时，对患者病情的客观情况，应在记录单中真实、准确、及时、规范、完整地记录。如遇患者客观病情变化，我们应动态、如实地记录实施护理的措施及效果。严禁伪造、隐匿、随意毁坏护理文书，应实事求是地记录，用专业知识为患者提供帮助，以体现人文关怀。

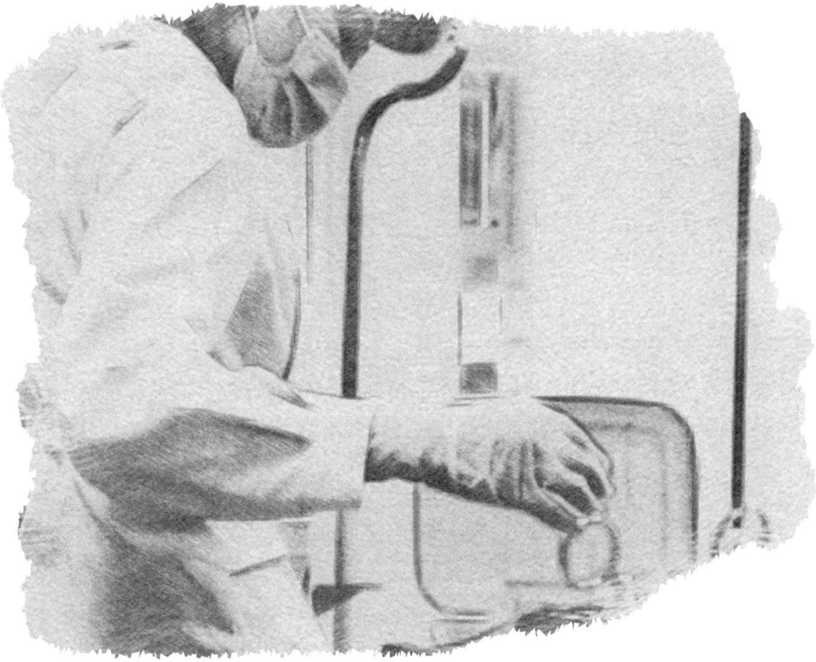

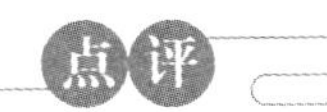

护理文书作为病历的重要组成部分，是患者诊疗、康复等的重要依据，是护理临床实践的刻录，且具备法律证据的意义。护士应实时、动态观察患者的病情变化，客观真实地记录与反馈。

第三十四则

【原文】

话说多，不如少，

惟其是，勿佞巧，

刻薄语，秽污词，

市井气，切戒之。

【解读】

言多必失，说话要恰到好处，内容要讲究实事求是；要摒弃尖酸刻薄、粗鄙的思想和语言。

【引用】

说话要语言精练、恰到好处、有理有据、有礼有节，不能信口开河、污言秽语。在工作中，遇到患者询问时，不得直接使用“不知道”“我没空”等推诿性语言。如无法回答患者询问的内容，应表达歉意，然后告知其前往正确的地点询问，或协助其咨询其他相关部门。将人文护理融入专业护理照护中，不断提高自己的专业水平，提升自己的文化素养，努力践行“总是去帮助，常常去指导”的初心。

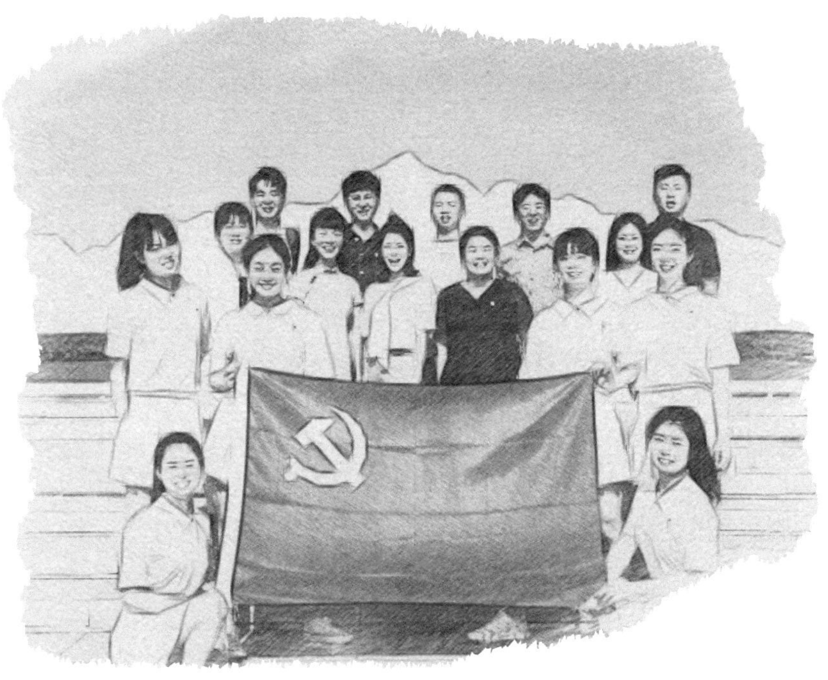

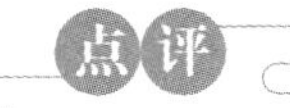

关注患者需求应是医院窗口服务工作者最根本的从业态度，日行一善，为患者排忧解难，在不同的服务岗位共同去帮助需要帮助的患者，为患者提供更佳的就诊服务。护士要做到急患者所急、想患者所想，文明用语、实事求是。与患者接触时使用礼貌性用语，可使患者在心理和精神上感到放松与被尊重。

第三十五则

【原文】

见未真，勿轻言，

知未的，勿轻传。

【解读】

不了解事情的真相之前，不轻易发表意见；对事情了解得不够清楚则不任意传播。

【引用】

我们要谨言慎行，“道听而涂（途）说，德之弃也”。在工作中，护理人员应为患者保守秘密，维护患者的权益，不可以在公众场合或向无关人员谈论患者的病情、生理缺陷、身世、生活及与本次疾病有关的特殊生活经历等，也不可将其通过QQ、微信、微博等互联网信息平台肆意传递。尊重和保护患者的隐私，既是道德的呼唤，也是法律的要求，更是践行人文护理的现代文明标志之一。

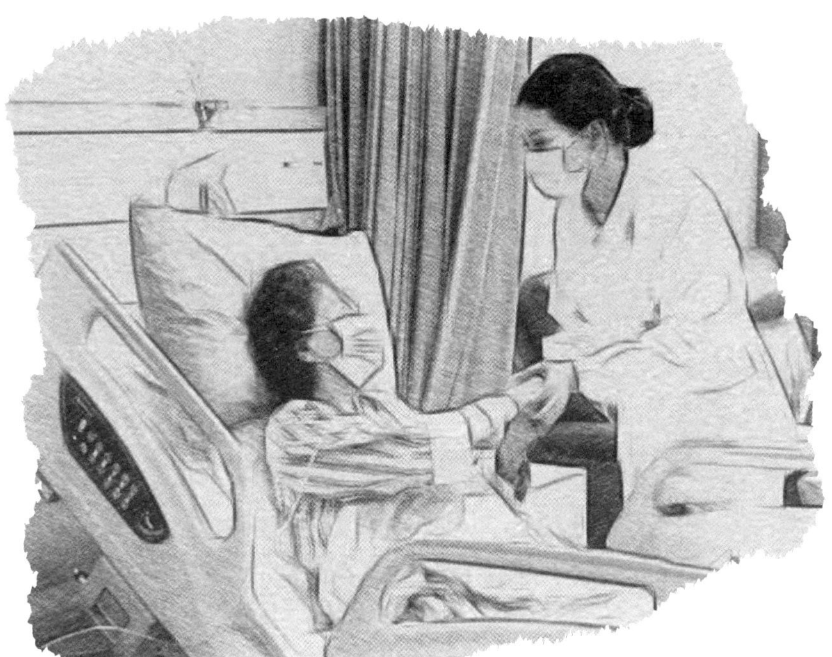

点评

医护人员既是患者隐私权的义务实施者，也是患者隐私权的保护者。保护患者的隐私权是对患者人格的尊重，是医护人员应尽的义务。加强对患者隐私的保护，不仅可以减少医疗纠纷、改善医患关系，也有利于医疗卫生事业的健康发展。

第三十六则

【原文】

事非宜，勿轻诺，

苟轻诺，进退错。

【解读】

不合义理的事情，不要轻易去承诺；如果随便许诺，会让自己处于进退两难的境地。

【引用】

“言顾行，行顾言，君子胡不慥慥尔。”做人要诚信守诺，做一个有信用、有原则的人。对有违法律法规、有悖于道德人伦之事，我们不能答应，但对患者的合理请求则要“有求必应”。在工作中，当遇到多名患者同时呼叫，而我们因为处理危急重症患者而脱不开身时，应先向患者解释，同时寻求其他工作人员的协助，一同处理其他患者的护理诉求。以人文护理的核心思想倾注人文关怀，从“要我做”到“我要做”，真正让患者感受到人文关怀的高质量服务。

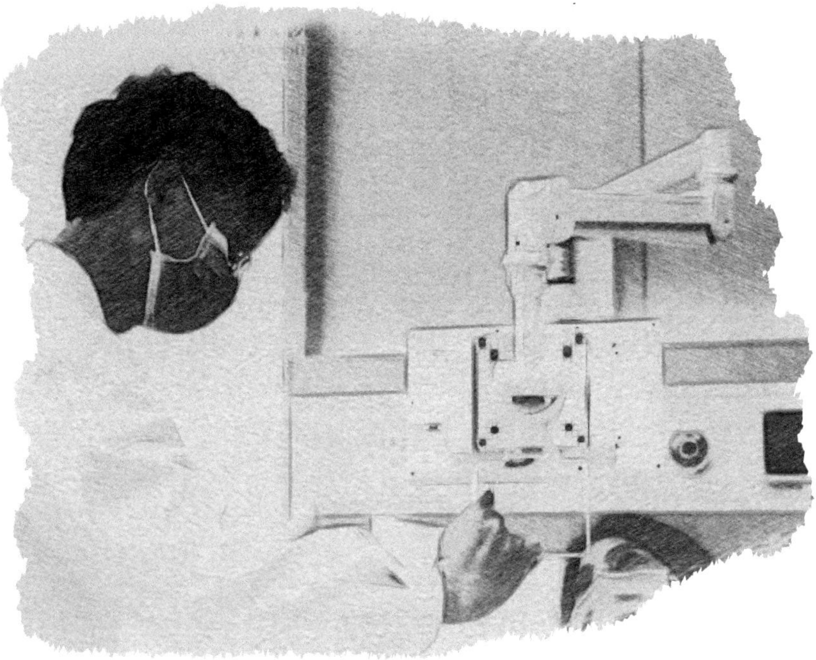

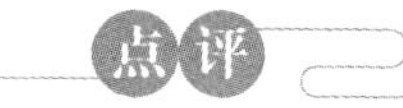

接纳自身的渺小，坦承技术的有限。世界上没有任何一家医疗机构能够向患者承诺百分之一百治愈、百分之一百无风险。对于医疗护理活动中无法避免的局限性和瑕疵，应充分告知患者及家属，及时向患者解释说明，以取得其理解与支持。

第三十七则

【原文】

凡道字，重且舒，

勿急疾，勿模糊。

【解读】

我们讲话之前，要经过慎重的思考；说话的态度要从容，语速不要过快过急，更不要模糊不清。

【引用】

与人沟通交流，要注意语言表达技巧。在工作中，您是否也遇到过以下情形呢？护士在晨间给空腹患者抽取血液时，她是这样用方言说的："3床婆婆叫啥子名字，我们抽'饿血'了哇！"而患者一脸茫然，问护士"饿血"是什么？这个事例告诉我们，护理工作中，我们应根据患者的年龄、职业、文化等，选择恰当的称谓，不可用床号代替姓名称呼患者。特别是在和患者的交流中，应注意语言表达要清晰，尽量不用方言，语速要适宜，从而为患者提供更好的优质护理服务。

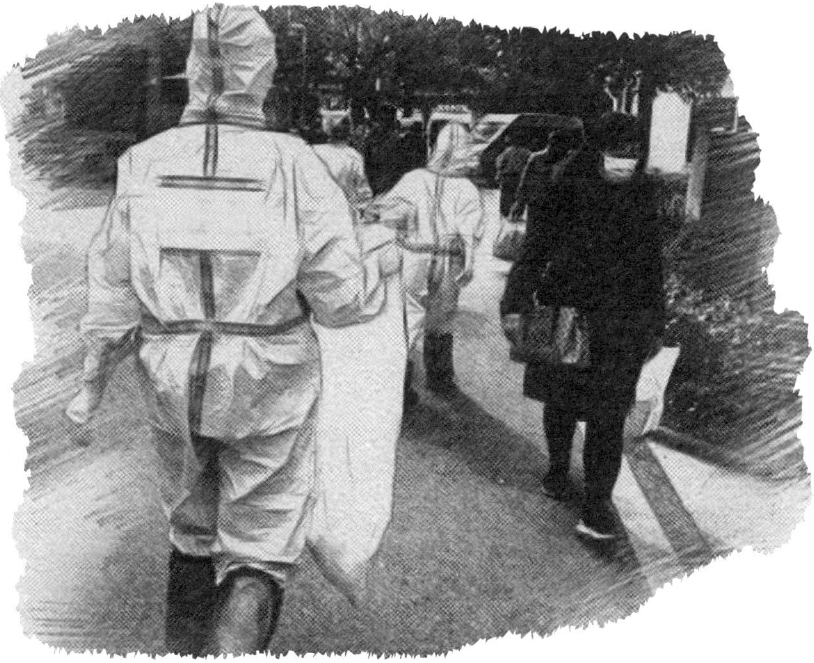

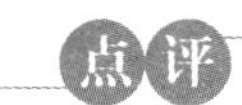

护士的语言可能具有“治病”与“致病”的双重作用，是进行心理护理的工具，也是护士素质的体现。礼貌谦虚的语言规范，其前提是语言标准，护士应充分评估患者的受教育程度及理解力，选择合适的语言交谈。在从事诊疗护理行为或者宣教时，规范文明用语，清楚表达，才能起到良好的沟通效果。

第三十八则

【原文】

彼说长，此说短，

不关己，莫闲管。

【解读】

他人在论长道短时，不关自己的事，不要牵涉其中。

【引用】

恶语伤人恨难消。在工作中，当患者出现不良就医体验而用恶意的语言对我们工作提出否定评价时，我们应及时了解原因，寻找解决方案，必要时主动上报，不可对患者表达不满情绪或妄加判断，更不可当即与患者发生争吵。始终以实践让患者满意、医院满意，才是人文护理最极致的表现。

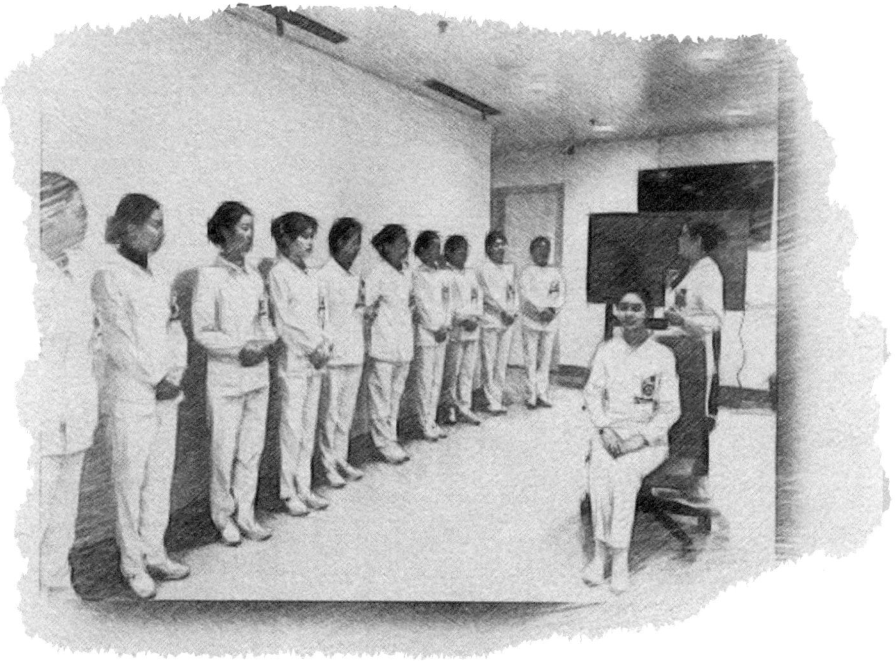

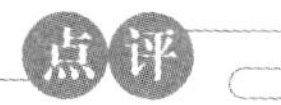

古语有言：“莫说他人短与长，说来说去自遭殃。若能闭口深藏舌，便是修行第一方。”一旦与人结怨便很难消除。当出现护患纠纷时，应从尊重患者权益、理解患者诉求的角度出发，切实做好沟通，尽量取得患者的理解，必要时采取当事人回避的方法，由其他管理者进行后续沟通，维护患者权益的同时也可保护好医者自身安全。

第三十九则

【原文】

见人善，即思齐，
纵去远，以渐跻。
见人恶，即内省，
有则改，无加警。

【解读】

看见他人的懿德善行，要想着向他看齐，纵然目前能力还差很远，只要肯努力就能渐渐赶上。看见他人的缺点或不良行为，要反躬自省，有则改之，无则警醒，不犯同样的错误。

【引用】

我们要有见贤思齐、以人为镜的精神，学习他人身上的优点，对他人的缺点及错误则要学会引以为戒。在工作中，我们应虚心向高年资的老师请教各项护理技巧和操作技能，不仅要知其然，更要知其所以然，要以他们为榜样。在廉政建设宣传教育中，学习各种警示教育材料，受警醒、明底线、知敬畏，引以为戒，这样才能成为一名优秀的护理人员。

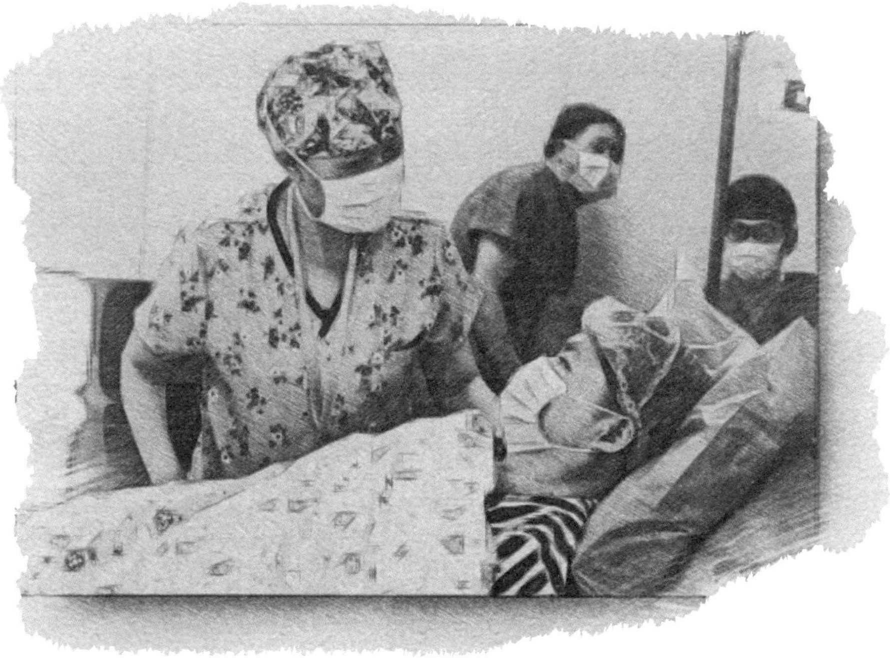

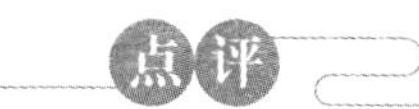

医学是经验与价值的科学。在工作中向前辈学习，在生活中向榜样学习。取他人之长，思自己之短；看他人之短，举一反三，省察自己，避免重蹈覆辙，永葆积极从善的价值观。

第四十则

【原文】

惟德学，惟才艺，

不如人，当自励。

若衣服，若饮食，

不如人，勿生戚。

【解读】

重视自己的品德、学问和才能技艺的培养，对于不如他人的地方，应当自我激励，思量比齐；至于外表穿着或者饮食方面不如他人，则不必放在心上，更没有必要因此忧虑自卑。

【引用】

我们要树立正确的人生观和价值观，注重自身素质的升华，不贪图享乐。华西麻醉手术中心的教授在向华西医院捐赠 1 亿元以设立专项规范化培训发展基金的捐赠仪式上说道："1 亿元不是小数目，如果把这笔钱用于我们一个小小的普通家庭去过更为舒适的退休生活，我们认为是一种浪费，而捐赠给住院医生规范培训事业，更具有社会意义，更能体现我们的价值。"作为医护人员，我们应该具备这样“后天下之乐而乐”的胸襟胆魄，不断强化自己的理论知识，提高操作技术水平，培养科研教学能力，以锐意进取之心为要，不应以物质享乐为荣。

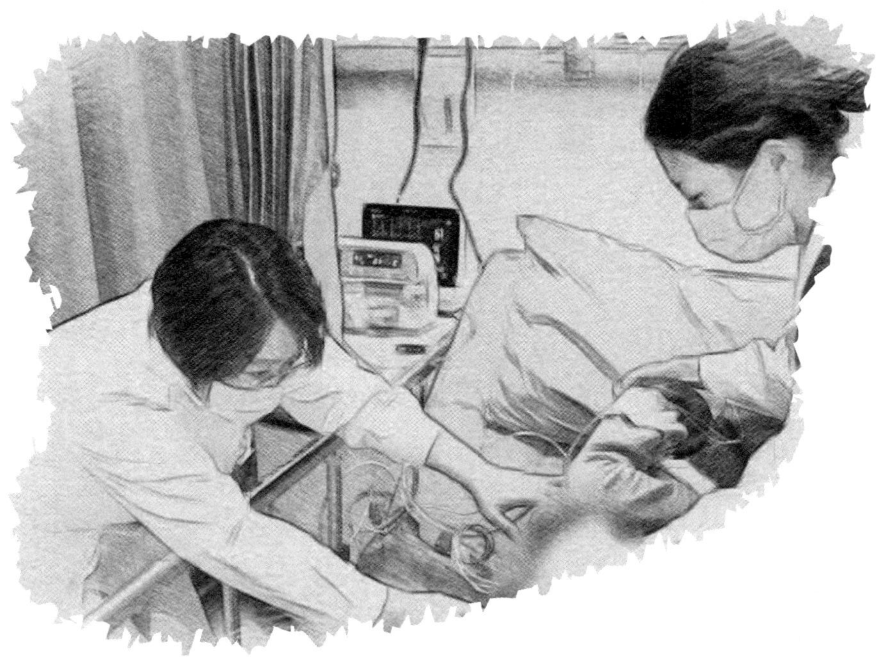

点评

马斯洛需求层次理论中最高层次的需求是自我实现。纷繁世界，生有涯而知无涯，唯从减、从简，适时取舍，不过分追求物质富足，以学修身、德修心，衣蔽体、食养生，将精神富有当作人生追求的最高目标。

第四十一则

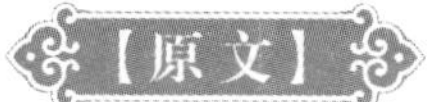

【原文】

闻过怒，闻誉乐，

损友来，益友却。

闻誉恐，闻过欣，

直谅士，渐相亲。

【解读】

听到他人指出自己的过失就生气，听到称赞就欢喜，损友便会接近你，良师益友反而逐渐疏远退却。听到他人的称赞，生怕他人言过其实，而听到他人讲自己的过失，愿意接受别人的劝谏，就能够感召正直且有德行的朋友亲近。

【引用】

我们在面对他人批评时，应虚怀若谷；面对他人的夸赞，不应沾沾自喜、骄傲自满。在护理工作中，当面对患者投诉时，我们应及时沟通，态度诚恳，主动了解事件起因，及时自省，有则改之、无则加勉，积极做出应对措施，改善患者就医体验，提高患者满意度。当受到患者的表扬时，态度应谦逊，要表示感谢，再接再厉，不辜负患者的信任。护理人文礼仪是护士修养的外在表现，也是护士职业道德的具体表现。

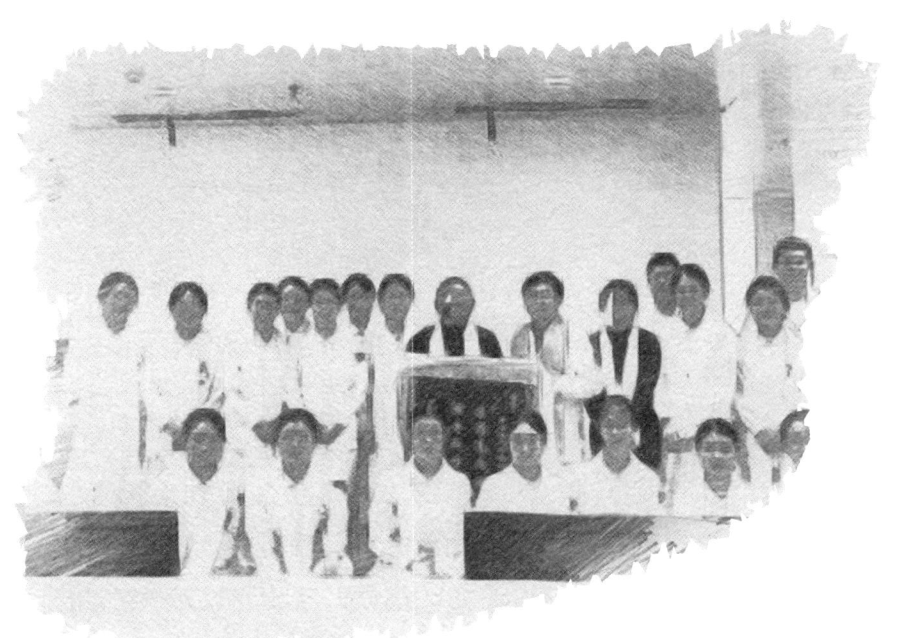

点评

“信言不美，美言不信。”从古至今，如有人当面提意见，的确是良师益友，宜修正、宜感恩。随着护理领域的演变与扩展，护理人员被赋予多元化的角色，这也对护理人员的专业素质提出了更高的要求。得到患者的肯定和信任，应是护理人员前进的动力。

第四十二则

【原文】

无心非，名为错；

有心非，名为恶。

过能改，归于无，

倘掩饰，增一辜。

【解读】

无心之过称为错；若是明知故犯，有意犯错便是罪恶。有过错能够改正，归于无过，倘若还要遮蔽掩饰，那是增加另外的过错。

【引用】

我们对所存在的过失，要勇敢面对，绝不逃避，不去掩盖它，而是承认它的过失，而是承认它的存在，进而发自内心来修正。在工作中，如发生护理安全（不良）事件，应立即通知相关人员，积极采取措施，以减轻和消除可能造成的不良后果，根据事件的性质与分级及时准确地主动上报，不应谎报、瞒报。我们应以科学合理的态度对待护理缺陷，善于观察分析并总结护理经验，消除护理安全（不良）事件的隐患，全面提高护理人员综合素质，促进人类健康事业的发展。

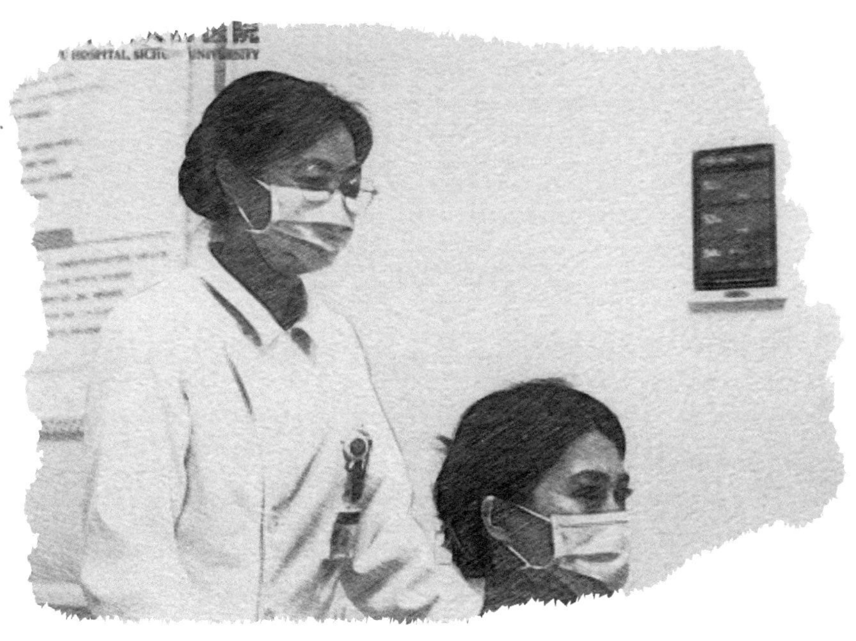

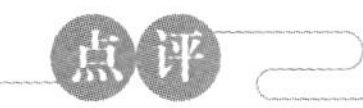

点评

我们常常为自己辩护“人非圣贤，孰能无过”，而忽略了是有心为之还是无知而犯；更重要的是也忘了“过而能改，善莫大焉”，以致同样的错误不断重复。为规避此类问题的发生，应积极上报护理安全（不良）事件，确保患者“零伤害”。

第四十三则

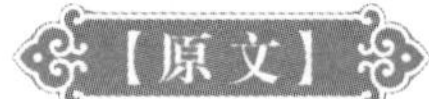

【原文】

凡是人，皆须爱，

天同覆，地同载。

【解读】

人与人之间，应该相亲相爱，因为我们共享同一片蓝天，也同由大地承载。

【引用】

我们要有博爱精神，这种爱应不分族群、肤色、宗教信仰，我们相互帮助，共享温暖。正如若遇疫情，万千医务人员会勇敢“逆行”，无数护理人员奔赴大江南北，柔肩担起重任，义无反顾向前。我们追寻南丁格尔的足迹，遍及每一个需要的岗位，无私奉献，弘扬博爱精神，把“以人为本，以患者为中心”的理念融入最普通的岗位，践行责任和担当，让关爱无处不在，让温暖充满心间。

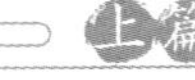

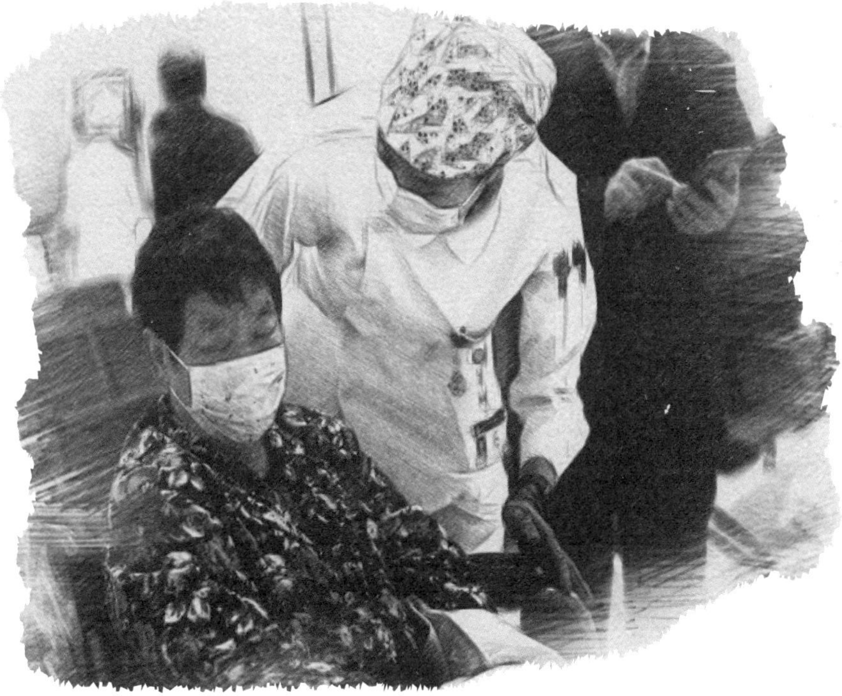

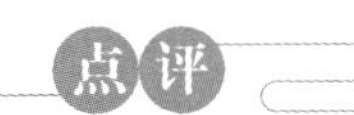

点评

人与人、人与自然之间能够和谐相处，大自然就能够更好地庇护与承载我们。生命从爱出发，一路与爱相伴，无私地付出爱，如此，生命才真正有意义。在日常护理工作中，护理模式会逐渐变得以关系为主，于患者、家属、医生、护士、工勤之间，我们应更加主动地参与其中。

第四十四则

【原文】

行高者，名自高，

人所重，非貌高。

才大者，望自大，

人所服，非言大。

【解读】

德行高尚的人，名望自然隆盛，大家所敬重的是他的德行，而不是外表。博学多才的人，声望自然不凡，大家所欣赏、佩服的是他的真才实学，不是言语吹嘘。

【引用】

德才兼备，以德为先。在工作中，我们应当不断提高自身职业道德素质和专业技术水平，把仁慈的爱心、丰富的学识、良好的修养运用到临床护理工作中，最大限度地满足患者的生理安全、爱与归属的需要，提高患者的满意度。

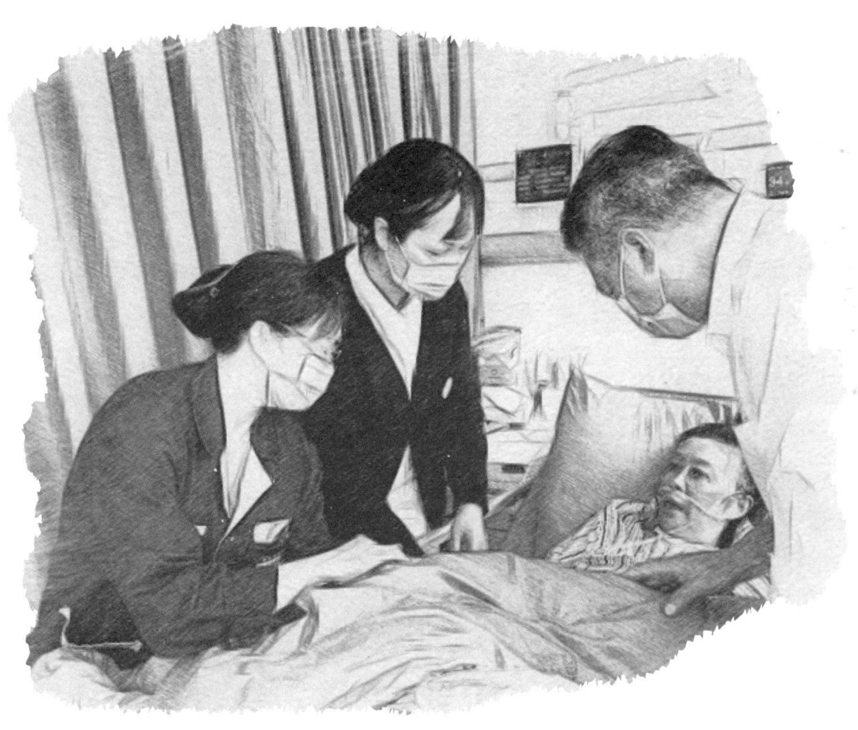

点评

除了医术精湛，我们也应该让每一位患者在门诊、住院、出院乃至全生命周期都能感到安全、尊重与爱，充分体现以“关怀、服务、仁心、仁术”为核心的护理人文理念。

第四十五则

【原文】

己有能，勿自私；

人所能，勿轻訾。

【解读】

自己有才华的时候，要学以致用，不要舍不得付出；对于他人的才华，应当真诚地赞赏、学习，而不是嫉妒和诋毁别人。

【引用】

我们要以助人为乐为本。在工作中，护理人员应不断精进自己的专业能力，学以致用，虚心向经验丰富的同事请教知识，主动帮助他人解决困难。比如，对入院患者首次进行压力性损伤风险评估存在疑问时，我们要向资深伤口专科护士虚心请教，根据患者的移动能力、活动能力、营养状况等风险因素采取有效和个体化的预防措施，预防压疮发生，提高患者的生活质量，进而提高患者的治疗效果。以精湛技术为基础、以优质服务为载体，为患者排忧解难，从而更好地为患者服务。

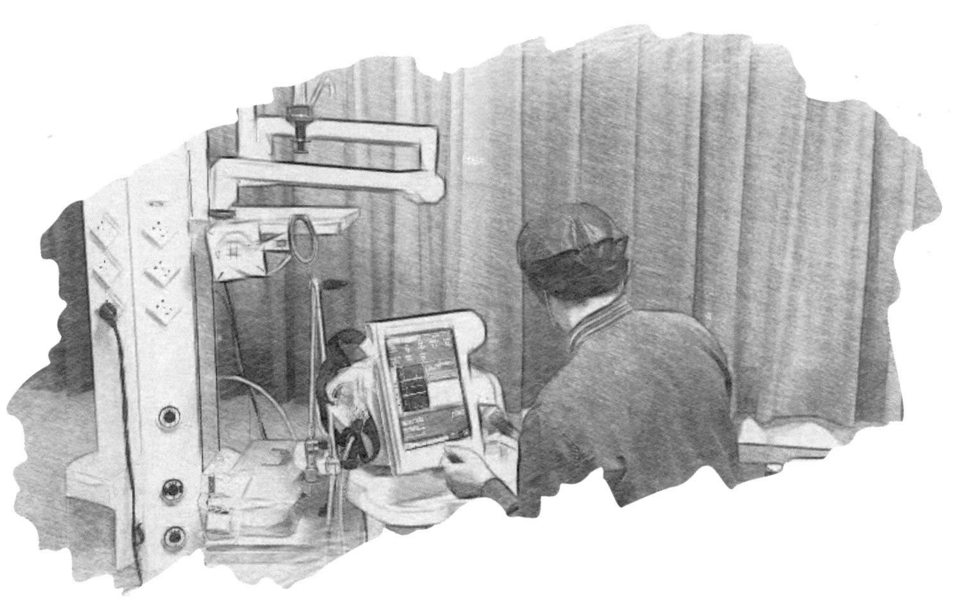

点评

生命的意义在于奉献，人生的过程是学习与修炼。护士有专业的救护知识，应将自己之所学无私回馈给患者，这是因为敬佑生命、救死扶伤是其天职所在。而形形色色的患者中也不乏才华横溢之人，应对其由衷地欣赏、赞美，充分肯定其社会价值，增强其与疾病斗争的意志。

第四十六则

【原文】

勿谄富，勿骄贫，

勿厌故，勿喜新。

【解读】

不要曲意奉承富人，而对穷人骄横无礼，也不要只取悦新交的朋友，而厌弃过去的朋友。

【引用】

我们要以平等心尊重一切人。在工作中，护理人员应以平等原则对待患者，充分尊重患者享有的健康权益。在诊疗活动中，面对所有患者及家属，我们都要以恰当的方式和易懂的语言主动告知其将要实施的医疗行为及风险，让患者及家属知晓并加入医疗行为中。以“患者为中心”，一视同仁，平等公正待人，以解决患者健康问题为主要出发点，尽职尽责地提供护理服务，提升其就医体验，构建和谐的护患关系。

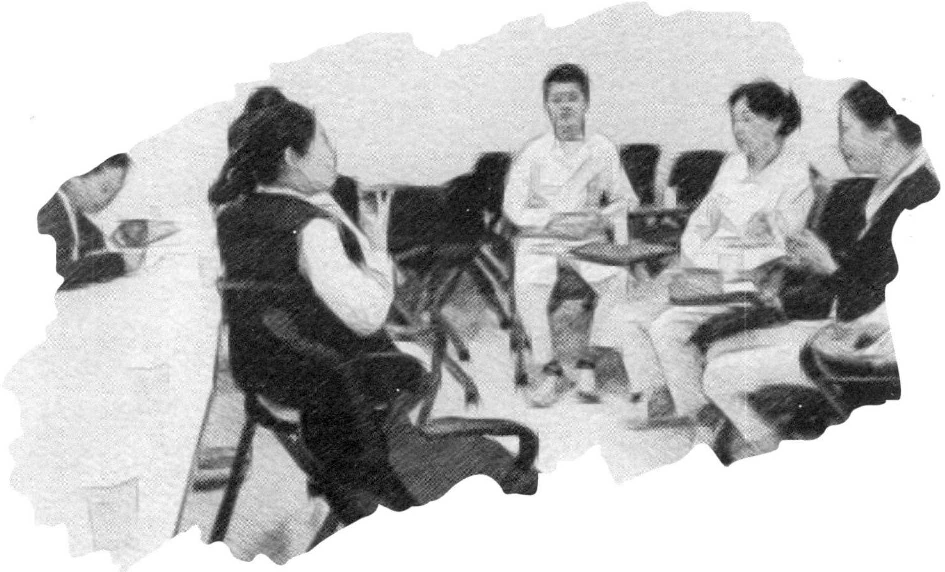

点评

医学的基本任务是疾病的预防、诊断、治疗和康复。基于此，敬佑生命，是医者的基本底线。医学之神圣，在于医者对每一个生命个体无差别地对待，无论其身份高低、财富多少，都应尽全力延长其生命，维护其尊严并寄予希望。

第四十七则

【原文】

人不闲，勿事搅；

人不安，勿话扰。

【解读】

对于正在忙碌的人，不要用事情去打扰他；当他人心情不好或身体欠安的时候，不要用言语干扰他。

【引用】

我们要善于观察，工作中如遇同事忙碌之时，譬如临床配药、输液、输血等严谨时刻，切勿轻易打扰，扰乱其工作流程，必要时可提供力所能及的帮助，相互协作。在护理对疾病产生焦虑的患者时，我们应以专业的技术、轻柔的动作、温和的态度引导患者消除消极心理，抚慰患者的心灵，将有效的人文关怀融入护理工作中，这样更能体现“一切以患者为中心的”人文服务理念。

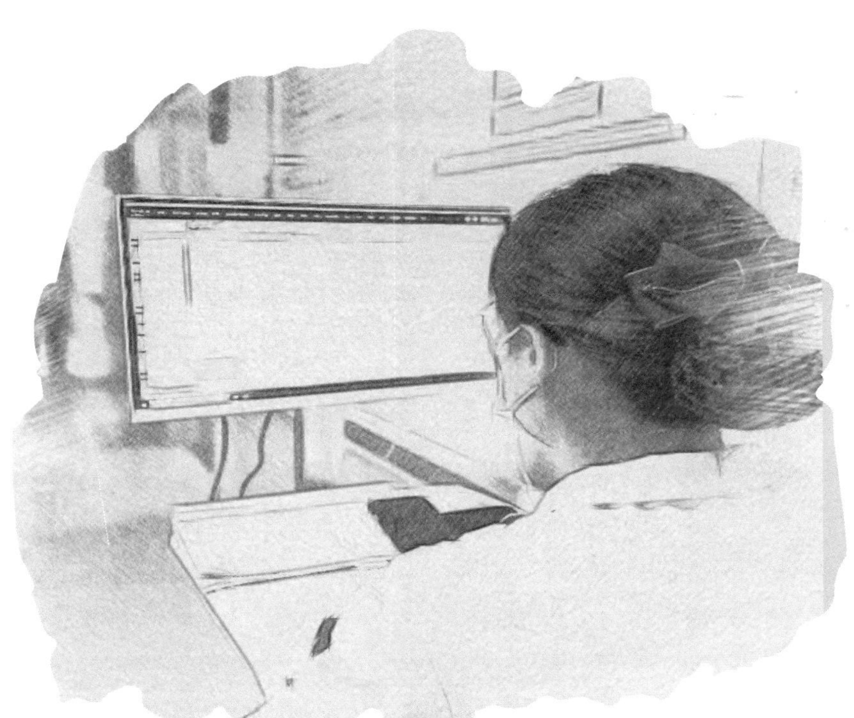

点评

一般情况下，声音强度在 50 至 60 分贝时，就会使人觉得太过吵闹；如果更高分贝的声音长时间存在，便会使人产生头痛、头晕、耳鸣、失眠等情况。保持安静，特别情况下谢绝探视，不仅是出于疾病防控与感染控制的原因，更是因为患者住院期间需要睡眠、安静与休养。

第四十八则

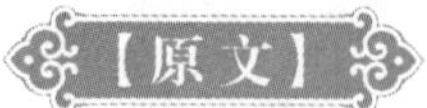
【原文】

人有短，切莫揭，

人有私，切莫说。

【解读】

他人的缺点、短处，不要去揭穿；他人的隐私，切勿张扬、外传。

【引用】

在人际交往的过程中，包容他人的缺点，不揭其伤疤，不泄露其隐私。在工作中，我们要有集体荣誉感，让集体有一个积极、向善、和谐的风气。当有人说“某人背后说你哪里不好”时，我们可以回应“谢谢他帮我指出不足，我会反思和改进；也谢谢你的转述，我知道你给我说这个事情是想帮助我做得更好”。我们应通过接纳、反思和学习，不断提高个人修养，成为更好的自己，从而和同事、患者建立和谐的人际关系。

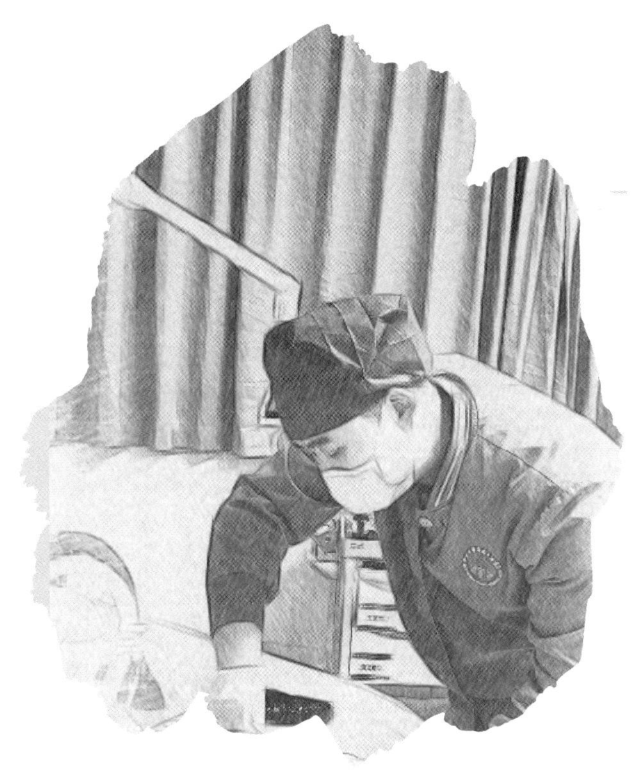

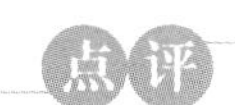

点评

来说是非者，便是是非人。随意传说他人的“短处”或者“痛处”是缺德的表现，既损害他人的尊严，也折损自己的形象。同在一个集体之中，遇到困难与危机，应坚定与勇敢；面对不足与缺漏，则更应包容与补位。

第四十九则

【原文】

道人善，即是善，

人知之，愈思勉。

扬人恶，即是恶，

疾之甚，祸且作。

【解读】

赞美他人的善行就是行善，他人听到你的称赞，就会更加勉励行善。宣扬他人的恶行，就是在做恶事，对他人过分指责批评，会给自己招来灾祸。

【引用】

我们要“扬善避恶”，切勿“好事不出门，坏事传千里”。在工作中，遇到患者或同事的良言善举，要多给予赞赏和宣传，鼓励所有人员向榜样看齐。遇到同事言行不妥时，要积极主动提醒和帮助同事改进，切勿公开讨论同事的不足，而导致同事间产生怨怼。良好的人文素质是为患者提供极致人文护理的前提。

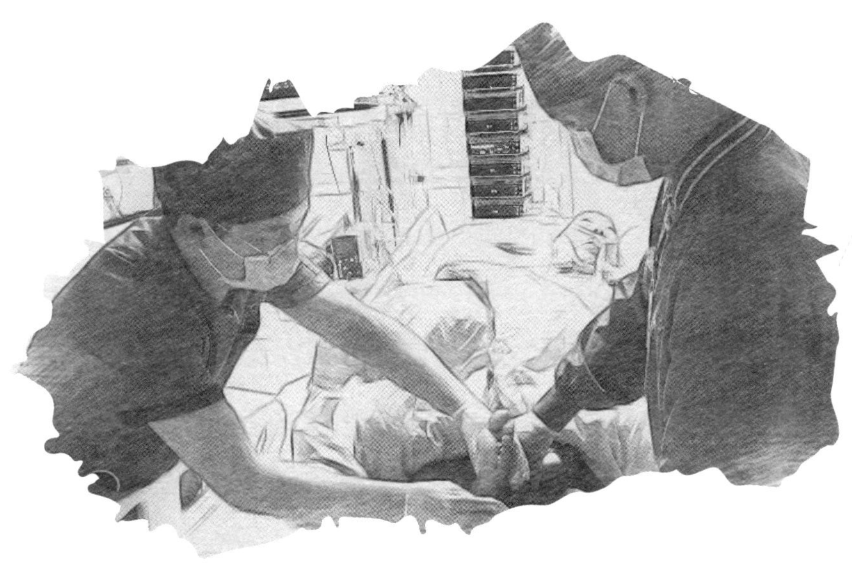

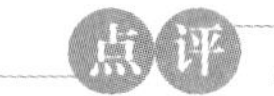

扬善避恶，人们才会更加从善如流、疾恶如仇；遵循天之道、地之律、社之规、人之礼，人们才会更加平等有序、相互尊重。

第五十则

【原文】

善相劝，德皆建，

过不规，道两亏。

【解读】

对于他人的过错，要善巧方便地规劝其改正，从而共同建立良好的品德修养；明知他人有过错而不规劝，那么两个人的品德都会有亏损。

【引用】

在护理工作中，当我们在规劝患者不能在病房抽烟、不能随意外出等时，要注意衡量患者的接受程度，选择恰当的沟通时机，在全面了解患者的诉求后，用平和的态度、温和的语气来劝勉患者，切不可用强势、威权的态度，让患者产生压迫感而对护理工作产生怨怼。相互尊重、相互理解，才能建立良好的护患关系，为患者提供优质的人文护理服务，从而提升患者的满意度。

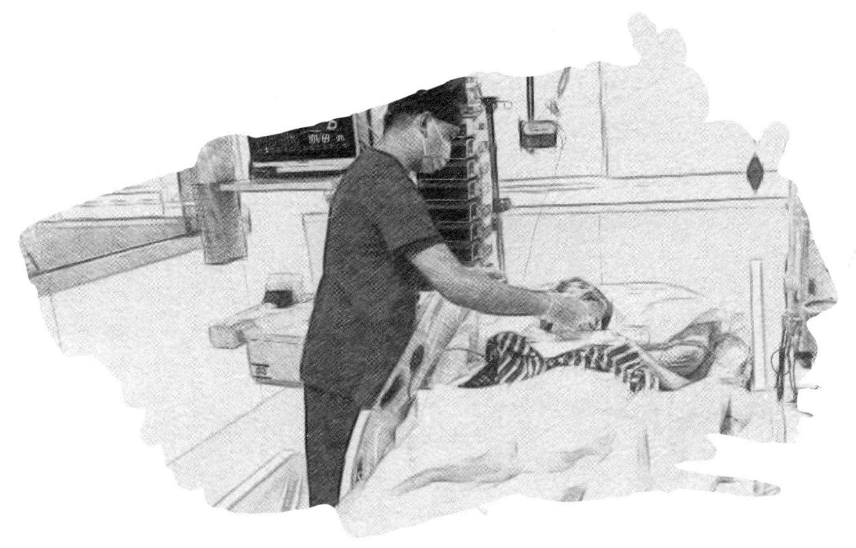

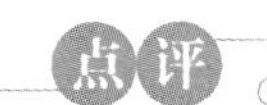

医疗服务不是一种普通服务，其具有更多专业照护的内涵，所以我们更应该从多维度确认患者的满意度，并持续提升服务品质。当然，对于真正的无理行为，自然也应规劝与制止，否则也是自身的失责。

第五十一则

【原文】

凡取与，贵分晓，

与宜多，取宜少。

【解读】

与他人相处，索取与给予一定要明辨其理，要注意给予多一些，索取少一些。

【引用】

多给予、少索取，是人情往来的基本道理。在工作中，我们遇到患者或家属需要帮助而责任护士不在时，应主动询问，尽己所能提供帮助，切不可斤斤计较而因为不是自己所管床位的患者便不管不顾。健康所系，性命相托。患者住院接受治疗，除了需要恢复身体的健康，更需要得到他人的关怀和照顾。我们与患者沟通时，无论是一个微笑、一声问候、一次点头或是轻拍安抚等，都可以为患者带来更好的人文护理体验。

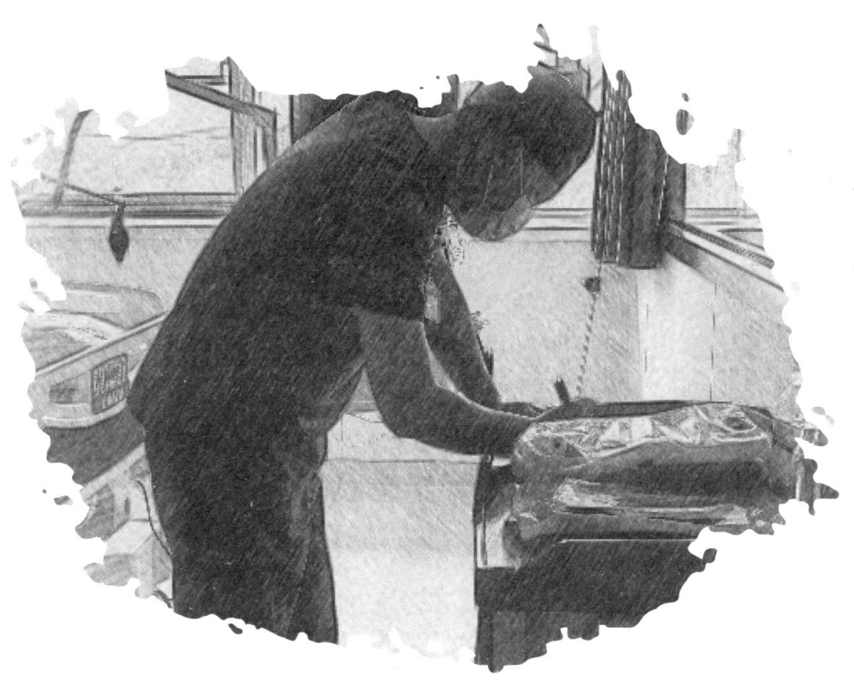

点评

“我不识何等为君子，但看每事肯吃亏的便是；我不识何等为小人，但看每事好便宜的便是。”厚道的人，与人、社会、自然之间都讲义和度，总是奉献在前、索取在后。择一事而终一生。护士需立足平凡的岗位，用专业的护理、温暖的语言，做生命的守护者。

第五十二则

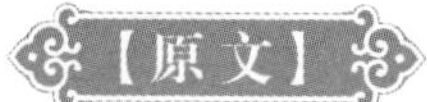

【原文】

将加人，先问己，

己不欲，即速已。

【解读】

要施加给别人的，先要问问自己，如果连自己都不喜欢，就要立刻停止。

【引用】

“己所不欲，勿施于人。”在工作中，我们应设身处地理解患者，参照患者的角度，实现角色互换，与患者共情。与患者交谈时应注重姿势、目光、声音、语调等，给予患者心理上的呵护、精神上的慰藉和行为方式上的指导，使其减轻痛苦，减少负担。这样可以准确地实施个性化护理措施，做到全方位的人文关怀。

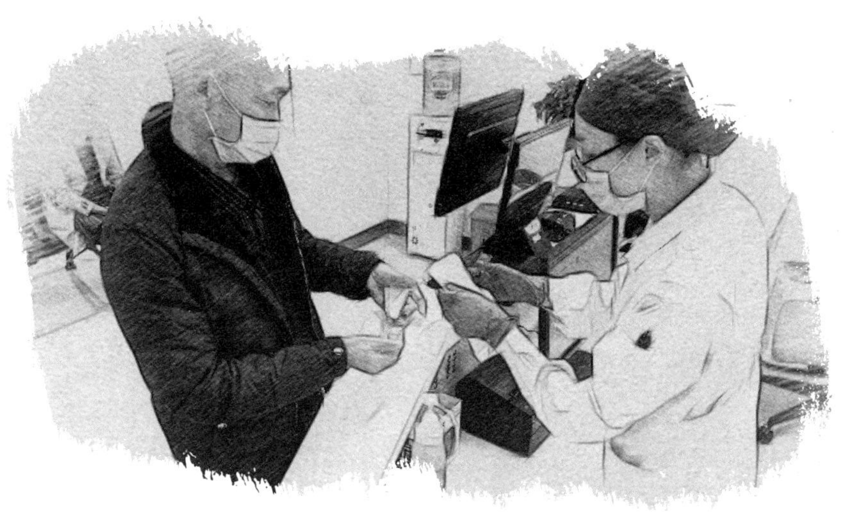

点评

“己所不欲，勿施于人”；己所欲，亦勿施于人。我们在提供服务活动时，更应站在受众的角度去体验、思考、决策，让专业技术更具人文关怀。

第五十三则

【原文】

恩欲报，怨欲忘，

报怨短，报恩长。

【解读】

要常思回报他人的恩惠，尽量忘记与他人的怨怼。抱怨一时即可，而报恩才是要经常记在心上的事情。

【引用】

做人要有知恩图报之心，不应常有抱怨怀恨之念。从护生（护士生）到经验丰富的护士——第一次给患者扎针时，带教老师和患者的鼓励；遇到工作困惑时，护士长的热心关切；帮助患者恢复健康、减轻痛苦时，患者真诚的感谢，以及收到感谢信、锦旗等——一路收获太多的感动。

近年来，随着生活水平的提高，人们对健康服务的要求越来越高，在就医过程中，如有不愉快的体验或要求未被满足，可能出现医疗暴力事件。而护士因长时间与患者直接接触、频繁与患方沟通等原因，容易成为医疗暴力的主要受害者。我们应努力提升自我的沟通技巧，使用亲和的语言，换位思考，站在患者的角度聆听其需求，让患者感到被理解与尊重。极致的人文护理可有效预防和减少暴力事件的发生，带给患者和自己更多的安全感。

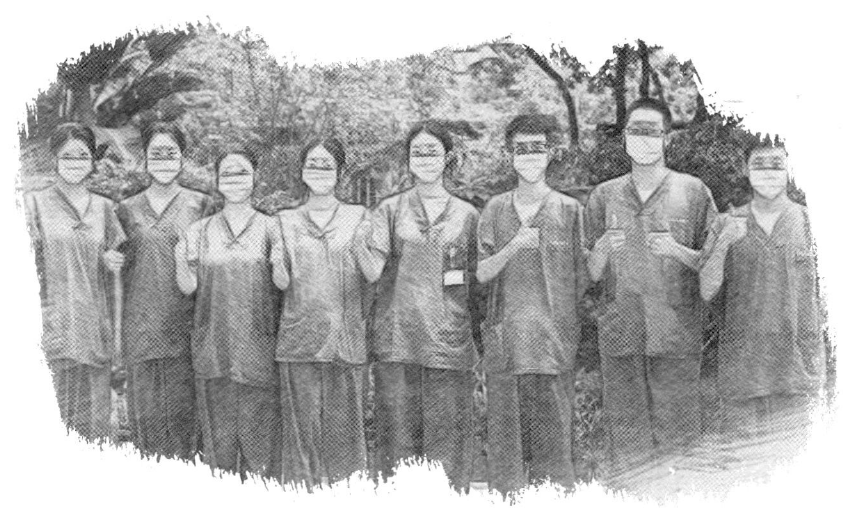

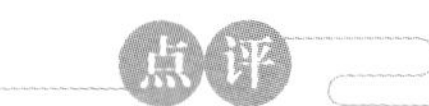

报恩文化在中华文化中源远流长。文化会促进集体人格的形成，而医者塑造的让人以性命相托的安全与关怀文化，应在群体的集体人格、行业的行为规范、单位和个人的礼仪中体现。

第五十四则

【原文】

待婢仆，身贵端，

虽贵端，慈而宽。

【解读】

对待他人时，要注重自己的品行，在以身作则做到品行端正的同时，还应仁爱宽容。

【引用】

我们处事时要谨记："其身正，不令而行；其身不正，虽令不从。"以身作则，仁爱宽容，互相尊重，才能与他人建立和睦融洽的关系。在护理工作中，护士不仅是护理者及计划者，也是管理者与教育者，应以身作则，与患者一起，严格落实医院的各项要求。在临床带教时，带教老师需规范日常操作，提升专业技能及人文素养；同时，对低年资护士严格要求，做到相互促进、共同进步。尽全力做到人人都有精湛的操作技能，个个都有较高的人文素养，能更好地为患者的健康保驾护航。

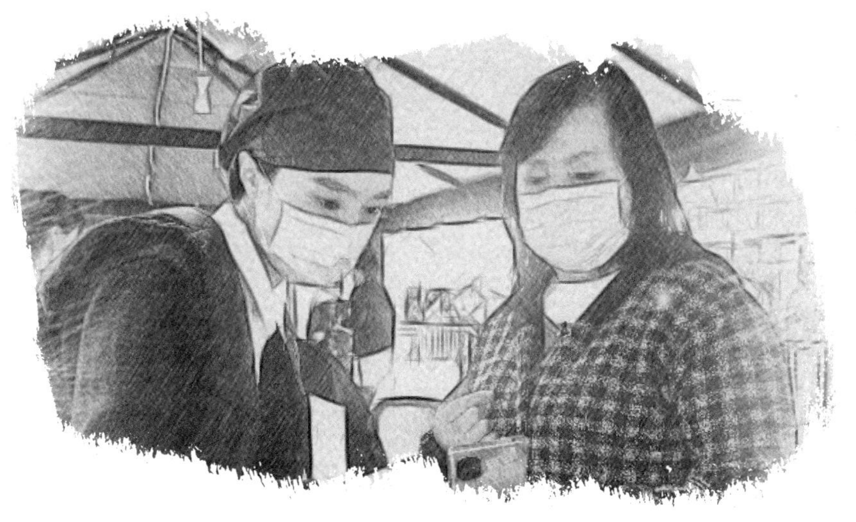

点评

在注重品行端正之外，生命中还有更可贵的成长是学会倾听，仁慈宽厚地对待周遭的人和事，不过分苛刻，懂得体恤、关怀他人。

第五十五则

【原文】

势服人，心不然，

理服人，方无言。

【解读】

通过权势让他人服从自己，其表面上可能因为畏惧权势而不敢反抗，但是却不会真心服从；只有让他人真正理解并认同这样做的道理，才能使其没有怨言。

【引用】

我们不应仗势去压服他人，而要用道理去说服他人。在护理工作中，要谨记患方是弱势群体，需要更多的耐心、包容、保护、帮助和关爱。对患者做健康指导时，宜多问一句："我表达清楚了吗？您可以把您理解的复述一遍吗？"如果患者不能正确复述，应反思自己的沟通语言是否恰当，并使用通俗易懂的语言再次耐心讲解，直至患者真正理解；切不可直接递过宣教单据请患者签字，不给患者足够的阅读时间，也不给患者仔细讲解。根据患者的文化程度及社会见识程度来"因材施教"，将专业知识转化成患者能听懂的语言，选择他们更容易接受的方式，使其理解并合作，让他们主动参与自己的治疗过程。这样可以使和谐的护患关系更上一层楼，促进患者康复并提升其住院满意度与就医体验。

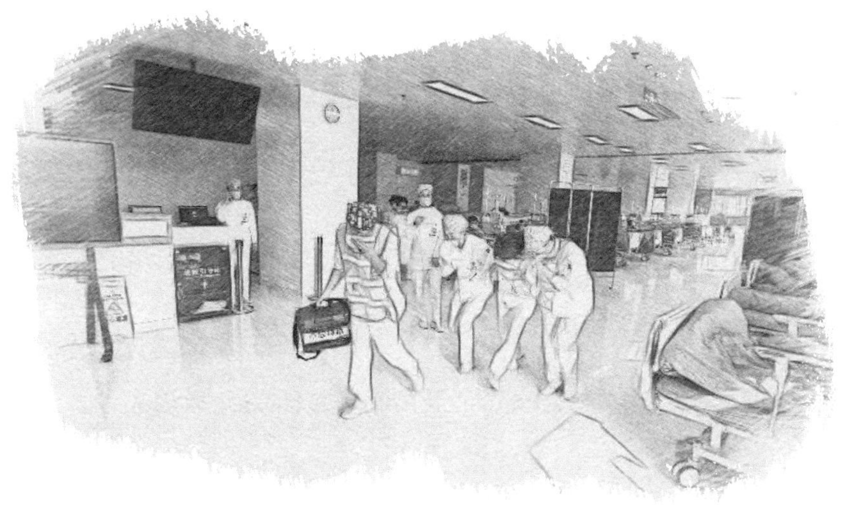

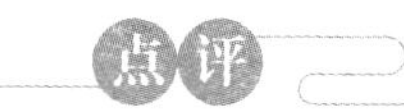

小到教育孩子、服务患者，大到人际交往、管理团队，只有以道理说服人，才能让人听从而没有怨言。要善于“晓之以理”，更要源于爱、止于善。

第五十六则

【原文】

同是人，类不齐，

流俗众，仁者希。

【解读】

同样都是人，善恶正邪、心智高低却是不同的；普通人有很多，而仁德贤者较少。

【引用】

我们每个人的性格不同，应当不断向仁德之人学习。在护理工作中，我们会遇见不同社会层次、文化层次的患者，但作为护士，应该一视同仁地进行健康照护，谨奉社会主义和人道主义精神，坚持救死扶伤的信念，尊重患者的权利，履行护理人员应尽的责任，以真心、爱心、责任心对待每一位患者，继承祖国优良的医德传统，为患者提供优质的护理服务和极致的人文关怀。

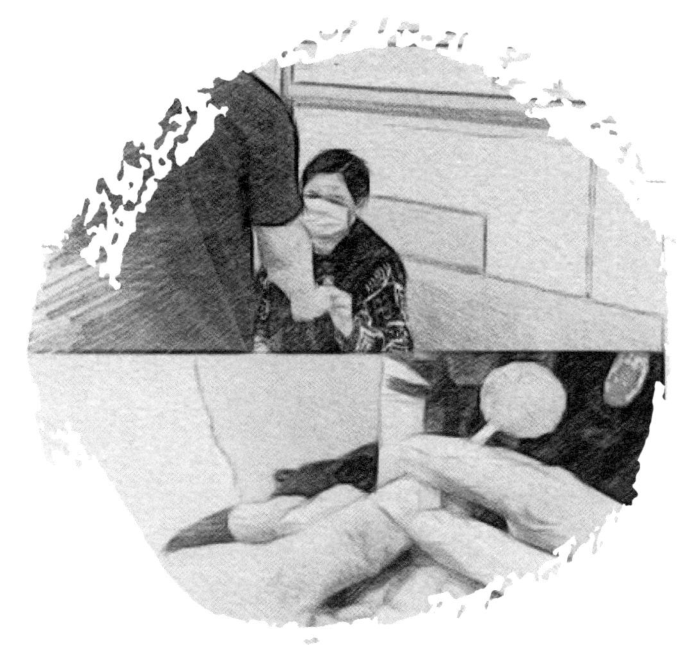

点评

同样是人，善恶邪正、心智高低却不同。跟着潮流走的普通人很多，而仁慈博爱的人却很少。医者是被认为最接近“天使”的群体，除了医术，更重要的是我们应坚守仁心、精诚与大爱，守护人民群众的生命健康和安全。

第五十七则

【原文】

果仁者，人多畏，

言不讳，色不媚。

【解读】

对那些真正道德高尚的人，人们会发自内心地敬重他们，因为他们总是直言不讳，也不会用谄媚的神色去讨好别人。

【引用】

在护理工作中，我们要具备崇高的精神和良好的修养。尊敬师长、团结同事、关爱同事。与同事沟通时注意自己的言语，在同事需要帮助时主动帮助，学会包容对方。与患者接触时，要做到一视同仁，言而有信地尽自己的全力去解决患者的问题。具备“温、良、恭、俭、让”这五种美好品德，要有仁德之心，这样才能爱人、宽恕他人、包容他人、与他人和谐共处。要不断提升自己，让自己成为更优秀的护理人员。

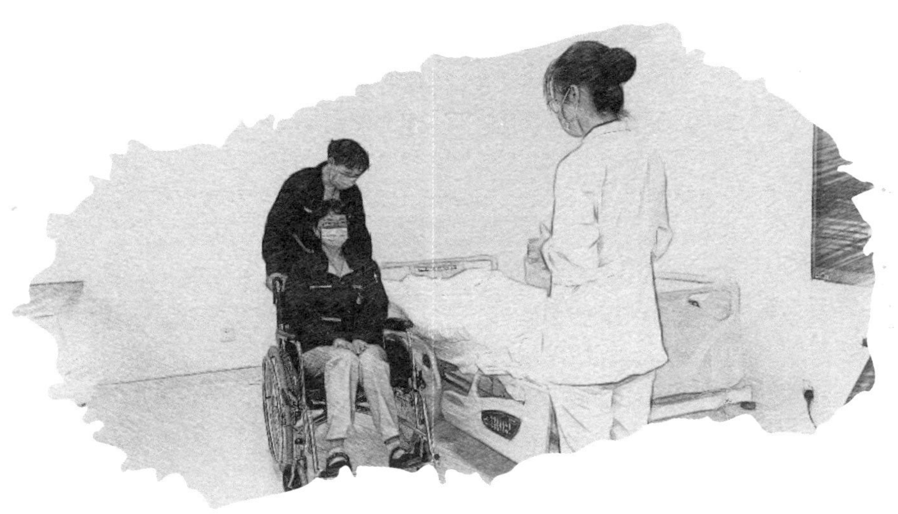

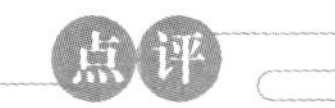

医者仁心，救死扶伤，是医护人员的天职。任何患者做手术时都希望医生既能有效清除病灶，又能使手术造成的影响小一些。作为护理人员，我们要尽最大努力、以最小伤害而全力帮助患者，尽自己的能力去守护患者的生命健康。

第五十八则

【原文】

能亲仁，无限好，

德日进，过日少。

不亲仁，无限害，

小人进，百事坏。

【解读】

亲近道德高尚的人，向他们学习，是非常好的事情，这样我们的德行才能不断提高，我们的错误也会相应减少。不肯亲近仁义君子则会有无穷的祸害，奸邪小人会趁虚而入，这对诸事都是不利的。

【引用】

近朱者赤，近墨者黑。在护理工作中，我们时常能遇到操作技能、理论知识或沟通能力很强的老师，作为护理专业工作经验尚浅的年轻护士，我们应认真学习老师教授的临床操作技能，观察老师的临床沟通技巧，对临床工作中遇到的难点、疑点虚心请教，努力学习，并尽可能请他们来指正我们自身的不足而后加以改正，努力提升自身，更好地服务患者、服务社会。

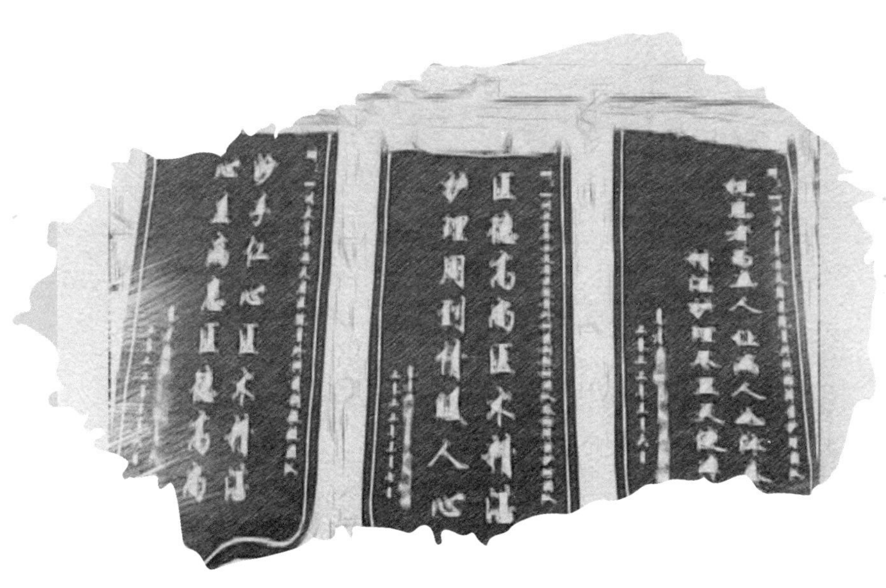

点评

能够亲近仁者，有无限好处；才德每日都有所提高，过错就会每日减少。全面推进健康中国建设和积极应对人口老龄化，对护理事业的发展提出了新要求和新任务，应不断加强护士队伍建设，持续开展护士“三基三严”培训，坚持立足岗位、分类施策，切实提升护士的临床护理服务能力。

第五十九则

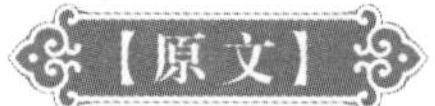

【原文】

不力行，但学文，
长浮华，成何人！
但力行，不学文，
任己见，昧理真。

【解读】

如果不注重实践，一味“死”读书，纵然有一些知识，也只能增长自己华而不实的习气，变成一个不切实际的人，这样的人又如何成为典范呢？反之，如果只是一味去做，不肯读书学习，就容易任性而为，无法领会真理。

【引用】

我们学习知识时，要使理论与实践相结合，做到学以致用、学用相长。在护理工作中，我们不仅要牢记医疗护理的相关制度、流程、规范，把所学的专业知识恰当地运用在临床工作中，应用临床思维解决护理工作中的问题，而且要不断地学习，更新自己的知识体系，做到理论创新、科技创新，把最优质的服务理念运用到护理工作中，让患者体会有温度、有人文关怀的照护。

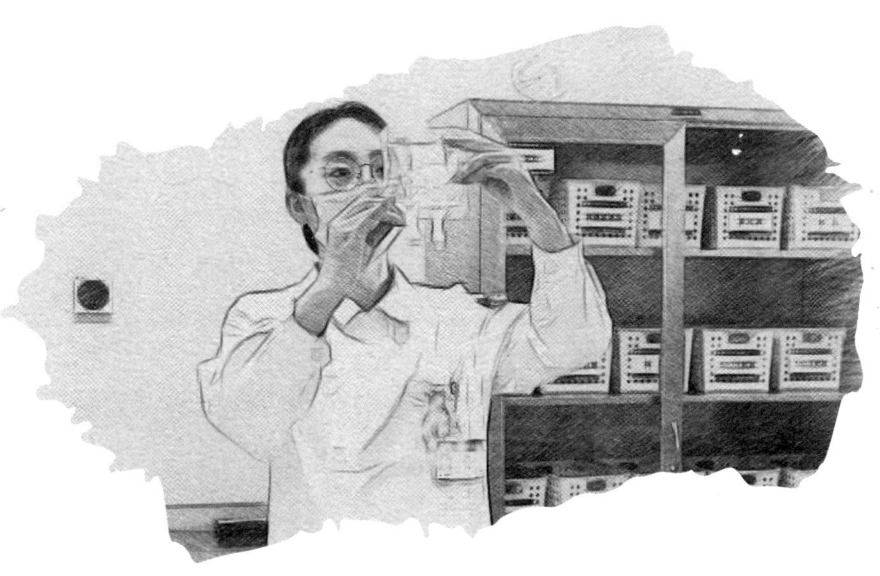

点评

构建应用实证思维模式，最大限度地缩小科学理论与服务实践的差距，应在评估患者具体情况和尊重患者意愿、结合护士个人临床护理经验的基础上进行护理干预，从而不断提高整体护理质量。

第六十则

【原文】

读书法，有三到，

心眼口，信皆要。

方读此，勿慕彼，

此未终，彼勿起。

【解读】

读书要注重“三到”，眼到、口到、心到，三者缺一不可，这样才能达到事半功倍的效果。研究学问，专精才能深入，不能这本书才开始读没多久又想读其他书，应把这本书读完再读另外一本，勿贪多、贪快。

【引用】

我们做学问、做事情，最重要的就是用心且目标专一。在日常护理过程中，我们应专心且认真地为患者提供护理服务，切勿当着患者的面接与工作无关的电话、随意翻看手机网页或视频，甚至嬉笑打闹，避免使患者及家属对我们的专业能力产生怀疑。护理学需要我们活到老、学到老，不忘初心，不断提高自己的业务能力，不断磨砺自己的品格，成就更好的自己。

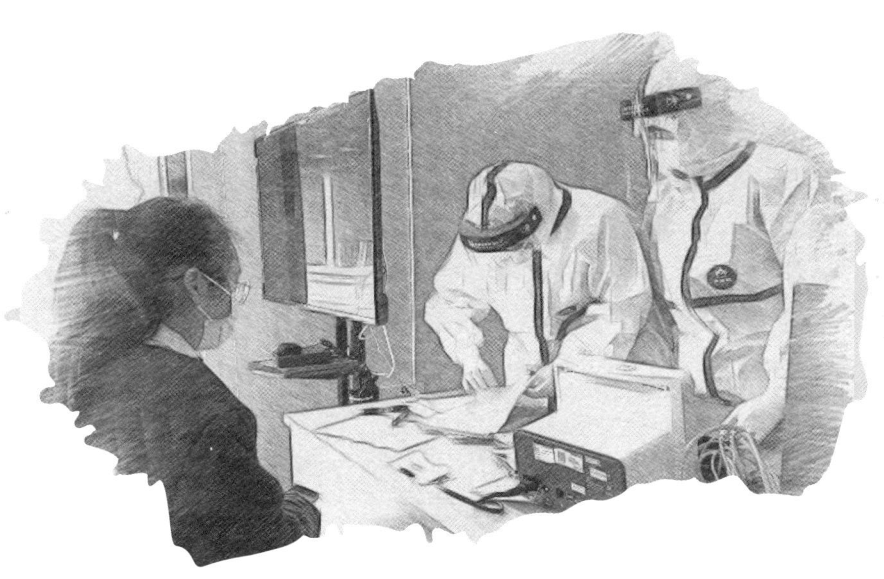

点评

读书是获取知识经验的重要途径，可以使人遇见更好的自己，更可以“穿越时空”结识先贤圣者。护理的对象是具有生理、心理、社会性的全人。护理人员需坚持读书，广泛阅读；更要学会应用，一人一策，精准施护，守护健康。

第六十一则

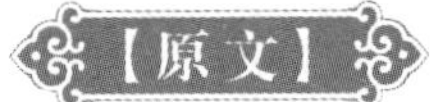

【原文】

宽为限，紧用功，

工夫到，滞塞通。

心有疑，随札记，

就人问，求确义。

【解读】

在制定目标计划时，不妨将时间放宽松一些，而在实际执行时，就要加紧用功，严格执行，不可以松懈偷懒。日积月累功夫深时，困顿疑惑之处自然会迎刃而解。学习过程中，心里有疑问，应随时记录，有机会就向良师益友请教，弄清楚其中真正的含义。

【引用】

做事要有计划和安排，遵照计划执行，不可懈怠。在护理工作中，我们应严格遵照医嘱执行单为患者提供静脉输液等相关治疗，根据患者疾病合理制定护理计划，按照拟定的计划认真落实。在医疗照护中，若对患者的疾病及治疗有疑问，要耐心倾听，不懂之处要虚心向他人请教，必要时摘抄，以求实现最优质的护理服务，促进患者康复。

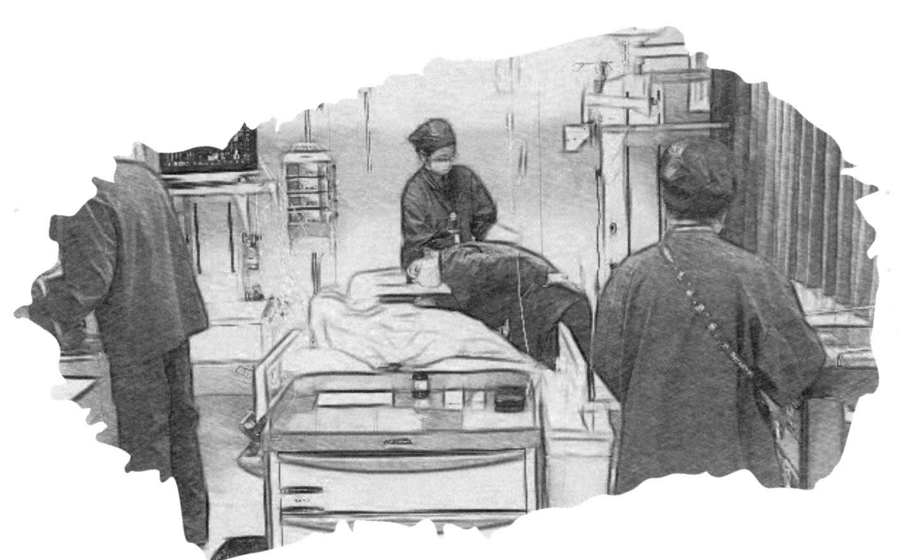

点评

制定目标计划时应充分酝酿，反复论证，一旦确认目标就应不变初心，全力以赴。护理人员应实施责任制，整体护理，全面了解、分析、确认患者存在的或潜在的护理问题，拟定好护理措施，不折不扣地去实施，并根据问题变化而合理、适时地调整计划。

第六十二则

【原文】

房室清，墙壁净，

几案洁，笔砚正。

墨磨偏，心不端，

字不敬，心先病。

【解读】

房间清洁，墙壁干净，桌面整洁，桌上物品摆放整齐，环境整理得井井有条。在砚台上磨墨，如果心不在焉，墨就会磨偏，写出来的字便不工整，这是浮躁不安、心神不定的表现。

【引用】

在护理工作中，应规范管理病区环境，常用物品放置于易拿易取处，设立明确标识，提高护理工作效率；规范管理病室环境，向患者讲解床头柜应放置医疗有关的物品，私有物品则放入储物柜，营造清洁、整齐、舒适、安静、安全的就医环境，提升患者的住院体验，激励患者热爱生活，调适护患心理距离，满足患者的精神、心理需要，促进患者康复。

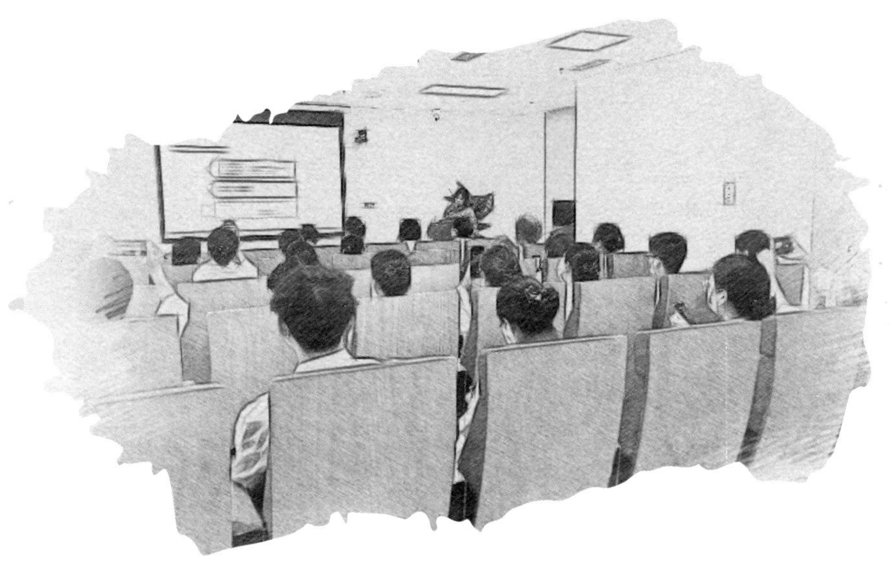

点评

无论诊疗技术多么先进与发达，为患者提供安静、安全、舒适、整洁、美观的符合“三化十字”的诊疗环境永不过时；连续、动态的整体护理，与患者共情的人文关怀是优质护理的核心内容。

第六十三则

【原文】

列典籍，有定处，

读看毕，还原处。

虽有急，卷束齐，

有缺损，就补之。

【解读】

存列典籍，要有固定的地方；阅读完一本书，一定要放回原处。即使有急事不看书了，也要把书本整理好；发现书本有损坏，应当立即修补完整。

【引用】

读书之人要养成“爱护书籍，珍爱书籍”的好习惯。书本乃读书人之根本，所以当尽心呵护、小心使用。作为护理人员，我们应保持干净、整洁的就医环境，用品摆放整齐划一，病房环境做好“三化十字”管理，对抢救车实行标准化管理，对抢救药品做好“四定”。抢救车使用后，应及时补充用物，保证抢救物品的完好率达到 100%。以此全面提高护理质量，用心服务、用爱导航，赢得患者信任，提高其满意度。

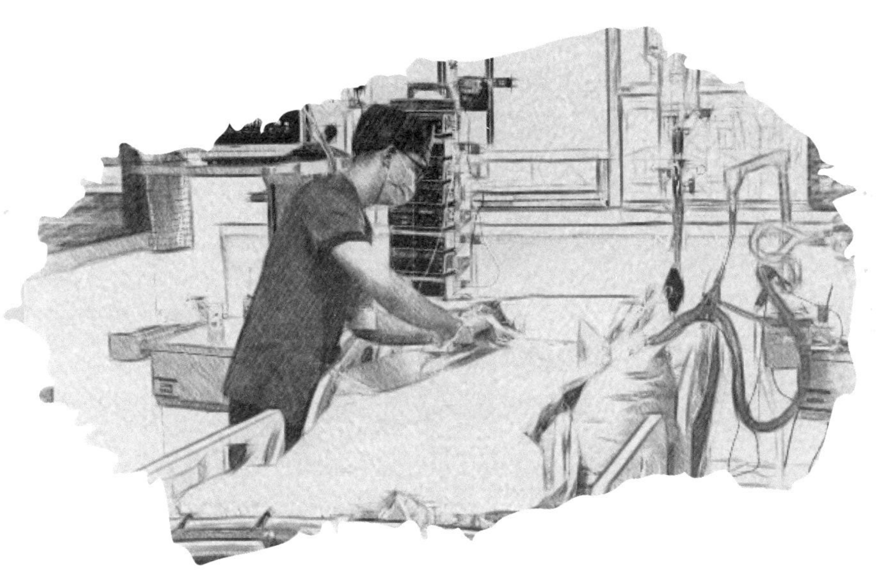

点评

拿了东西要放回原处，毁坏了一定要修复。更重要的是，这告诉我们不能乱拿错用，应时时检修与维护。现代医院医疗护理设备的使用日渐广泛，应有效实现护理设备安全管理的目标，充分达到有效使用护理设备设施的目的，严格“四定”管理，熟悉使用规则、维护保养、报废处理及档案管理。

第六十四则

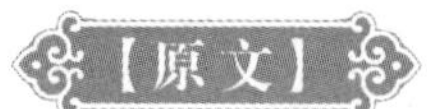

非圣书，屏勿视，

蔽聪明，坏心志。

【解读】

那些对自己修身立德没有帮助，甚至会有负面影响的书，应该摒弃，不然会使自己的心智受到蒙蔽，污染身心。

【引用】

“一时劝人以口，百世劝人以书。”要学会重视读书，读好书，学以致用，摒弃坏思想，以此树立正确的人生观与价值观。如今的社会，信息传播得非常迅速，但信息并不总是越多越好，要学会摒弃不良信息。在护理工作中，我们常会遇到患者有因“网络治病”“网络问药”等造成一知半解的行为。面对这种情况，我们在护理患者时，要用所学专业知识引导患者正确、科学地认识疾病，做好相关的健康宣教，配合医护诊疗，以此缓解或消除疾病为患者带来的心理忧患，促进患者身心健康。

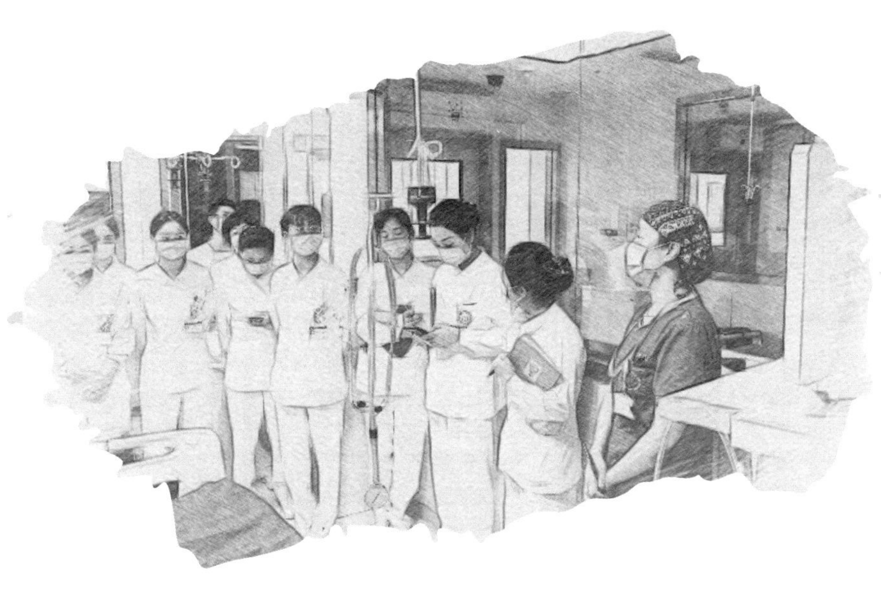

点评

在纷繁复杂、令人眼花缭乱的现实中，应“守初心，读好书，结良师，做善事”。护理人员应以医学知识为解决问题的基础，建立医患之间的信任，针对患者所担心的健康问题，及时有效评估患者的心理状态，缓解患者的焦虑，帮助患者树立积极治疗、恢复健康的信心。

第六十五则

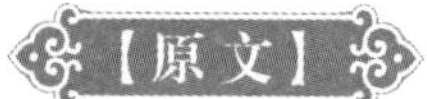

勿自暴，勿自弃，

圣与贤，可驯致。

【解读】

遇到困难或挫折的时候，不要自暴自弃；圣贤的境界虽高，循序渐进也是可以到达的。

【引用】

“道阻且长，行则将至，做则必成。”面对挫折，勿自暴自弃。人生在世，不可能永远一帆风顺，总会遇到各种各样的失败与挫折。在面对挫折时，以“失败是成功之母”等激励性语言勉励自己，并努力进取，奋发图强，达到理想的目标。

护理之路，一直充满机遇与挑战。面对工作中的难题，我们应勤加历练，努力提高自身理论水平与操作技术能力，学会在挫折中保持奋发向上的精神，持之以恒，践行全心全意为患者服务的坚定信念，达到自身崇高的人生目标。

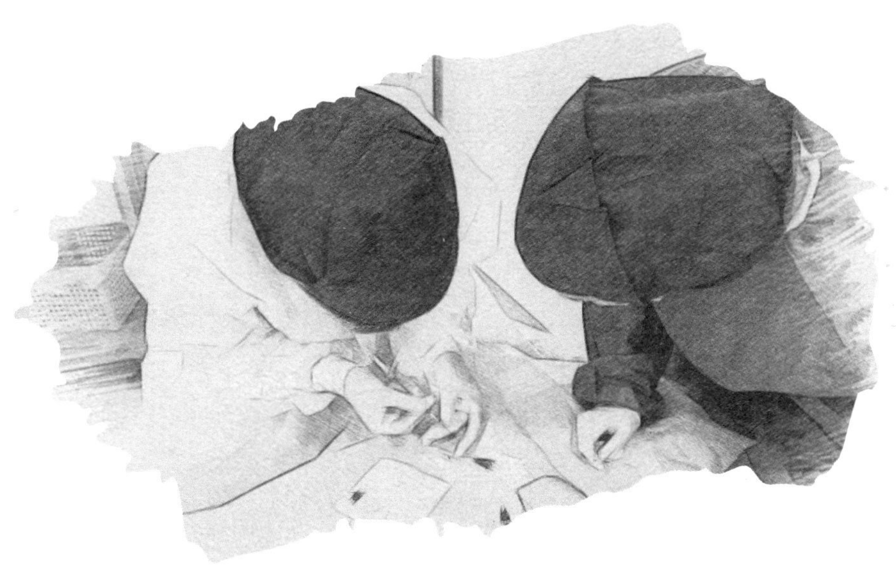

点评

有了信心和希望，人类方能走出懵懂；持续精进，方可有灵性，成为真正贤德善良之人。《弟子规》所传达的智慧，也是医学回归人文的诉求：不仅关注患者本身的疾病，更是让患者及家属感受到超出治疗本身的精神慰藉、情感传递、心理安抚和行为关爱。

本篇传播的不仅仅是传统文化与人文护理的知识本身，更是智慧与良善，以及面对疾病、战胜困难时的勇气与信念。

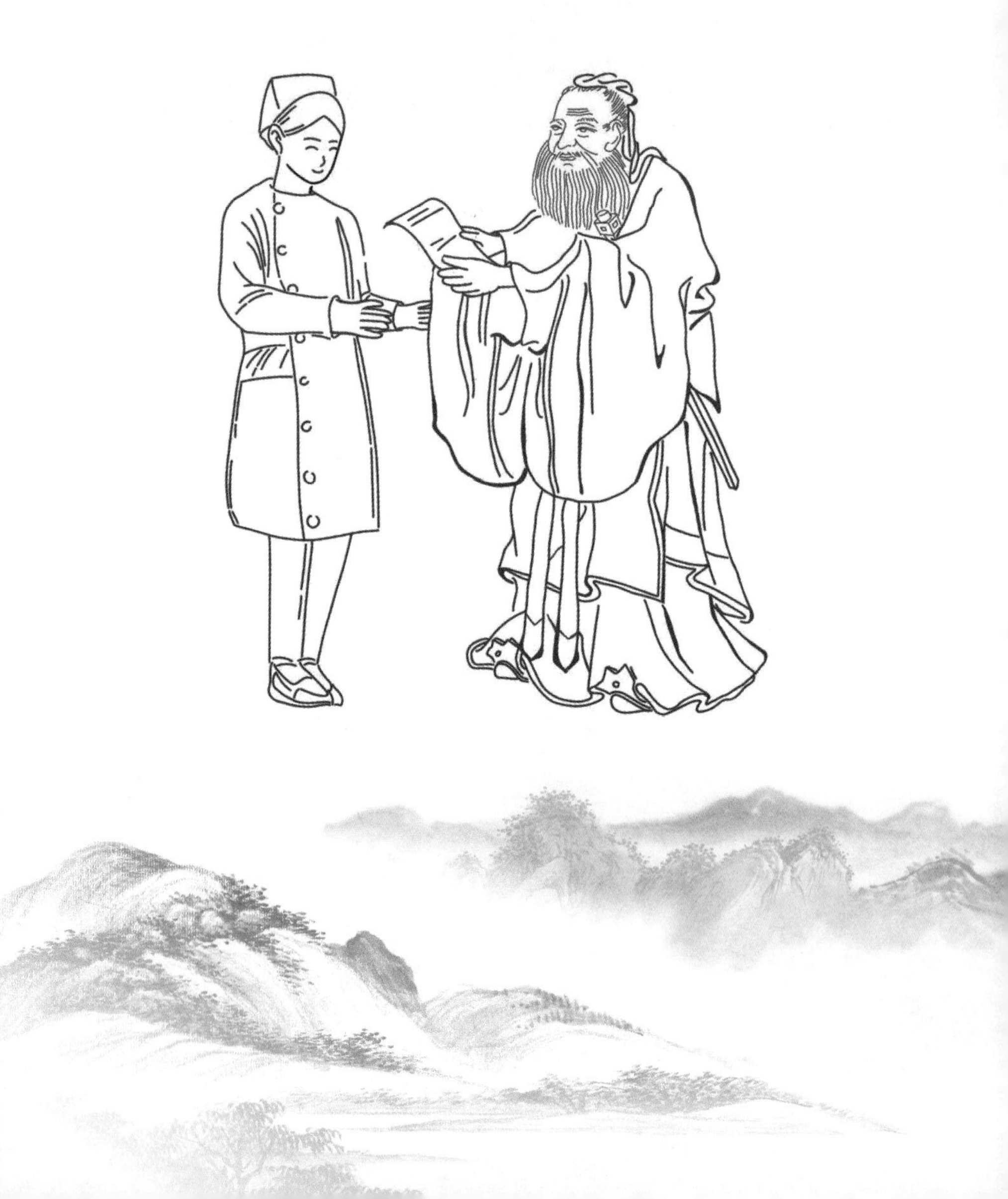

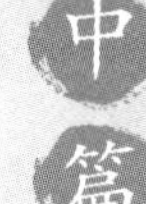

树之道·《论语》

节选《论语》中的经典名句，结合现代医学护理，把人文护理管理精髓引入护理团队管理中。

第一则

【原文】

学而时习之，不亦说乎？

【解读】

把所学知识因时制宜、因人制宜地实践，这不就是一件值得推行的事吗？

【引用】

“学而”篇是《论语》开篇第一章，其教导我们要把所学知识因时制宜、因地制宜、因人制宜地实践，学以润身，切己体察，把所学的知识用在自己的日常生活、工作行为、应事、待人接物中。每应一事，每接一物，每待一人，均应努力做到知行信合一，每件事都这样落实，如此形成意识习惯，才能真正达到修身精进的境界。

作为护理人员，生命与健康的科学认知要常学常新，不断更新知识体系，学思践悟，在实践中发现问题、钻研问题、解决问题，及时总结，从敬业到精进专业水平、提升思想内涵，为健康中国和护佑人民健康贡献自己的专业力量。

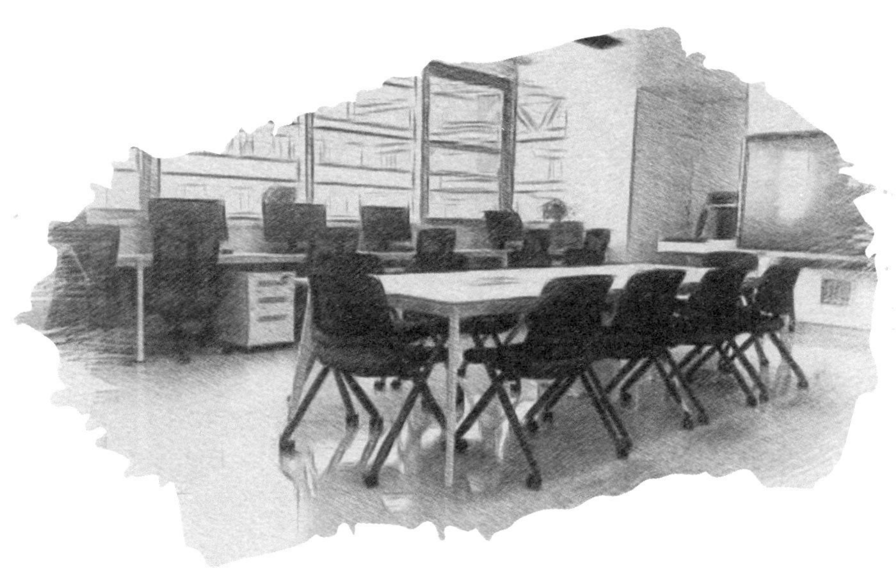

点评

不断把所学知识因时制宜、因地制宜、因人制宜地实践，是一件值得推行的事，如此才能从学到用、到敬、到精。古为今用，我们可以从该篇开启《论语》中可借鉴的护理管理之道。

第二则

【原文】

人不知而不愠，不亦君子乎？

【解读】

别人不了解我，我也不怨恨、恼怒，不也是一个有德的君子吗？

【引用】

每个人在社会群体中都有属于自己的特定角色，我们渴望获得他人的重视、认可，希望建立良好的关系。当不被理解、不被重用时，我们可以不断修身自强，以乐观的心态面对困境，用实际行动消除他人对自己的成见，宽恕他人对自己的误解，这样才能达到理想的人生境界。

作为护理人员，由于职业的专业性、需求的广泛性和服务的高标准，我们常常会被误解，甚至受到社会中不良的固化评价。此时，我们应运用自己的专业知识，完成标准化的服务流程、精细化的操作技能、细致化的病情观察，秉持仁爱之心，竭尽所能帮助患者及家属，逐渐改善社会固化形象，塑造专业形象，实现自己的职业价值和理想。

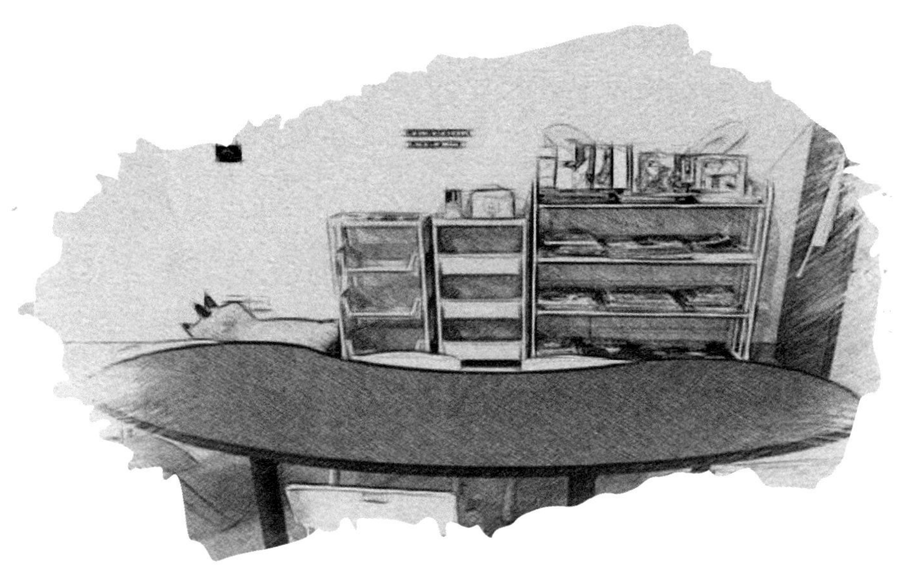

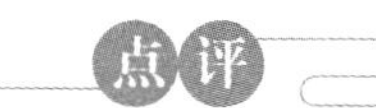

点评

真正的君子有如南风之熏般，把“没有智慧的人”改造为“没有郁结的人”，把“没有智慧的世界”改造为“没有郁结的世界”。就像普及健康知识一样，循序，反复，直至接受改变，这样才能“不亦君子乎”，才算是行“圣人之道”。

第三则

【原文】

君子务本，本立而道生。

【解读】

君子要专心致力于根本的事物，根本建立了，治国做人的原则也就产生了。

【引用】

君子无本则无道，必须先立本，才可能建立起相应的制度规范。随着社会的发展，人们的健康意识不断增强，单纯的治疗疾病已转向“以人为本，以人的健康为中心”的护理模式。

作为护理工作者，面对日常护理工作的复杂性和多样性，应做到“以人为本，以健康为中心”，运用科学的工作模式，着眼于各要素，统筹全局，制定护理管理中相应的制度、流程、规范，不断提升护士的专业技术水平，从而提高护理工作质量，保障患者的医疗安全。

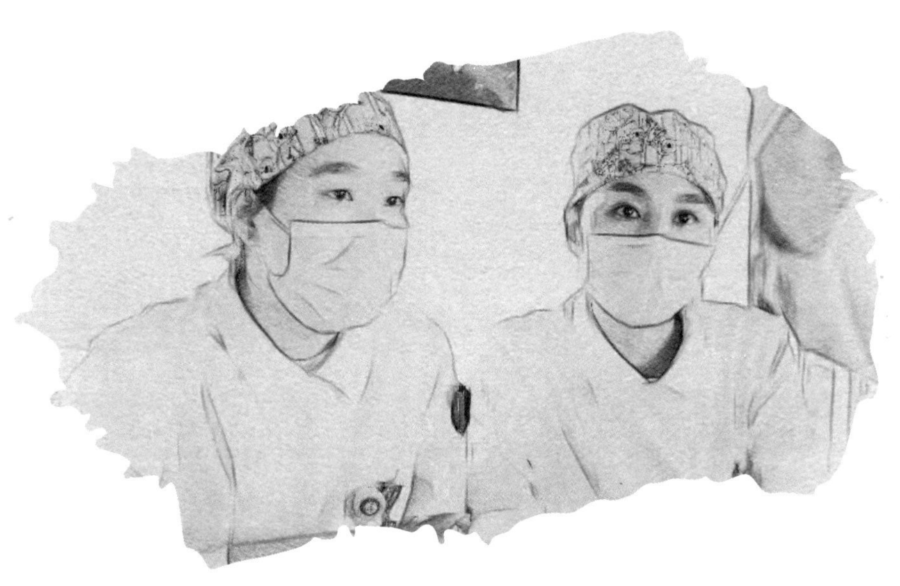

点评

现代医学模式是“生理—心理—社会”的健康模式，医疗已从单纯的治疗疾病转变为主张“以人为本，以人的健康为中心”的全人、全程诊疗护理模式。固守己道，专业的人做专业的事，立足根本，勇往直前，才能不断在专业上向深、向前发展。

第四则

【原文】

吾日三省吾身：为人谋而不忠乎？与朋友交而不信乎？传不习乎？

【解读】

每日多次反省自身的行为举止：做事是否尽心竭力？与朋友交往是否真心诚意？学到的知识是否有温习实践？

【引用】

真正的君子会忠于内心、信于他人、习于学问、言行一致。

护理工作者要做到严以律己，善于自省。一省责任：每项操作都要严谨、慎独，做到人前人后一个样，考核前后一个样；在生活中宣传健康的行为习惯，真正履行为患者负责的职责。二省合作：护理工作需团结协作，使医、护、技、管等紧密联系起来，携手共同对抗疾病，促进康复。三省进取："吾生也有涯，而知也无涯"，要在有限的生命长度中，探索知识的宽度与深度，如此方能提高自身业务水平，更好地服务患者。同时，正确面对生命的有限性，充分体验、感受生命带来的积极意义，构建并宣扬生活的乐观性和创造性。

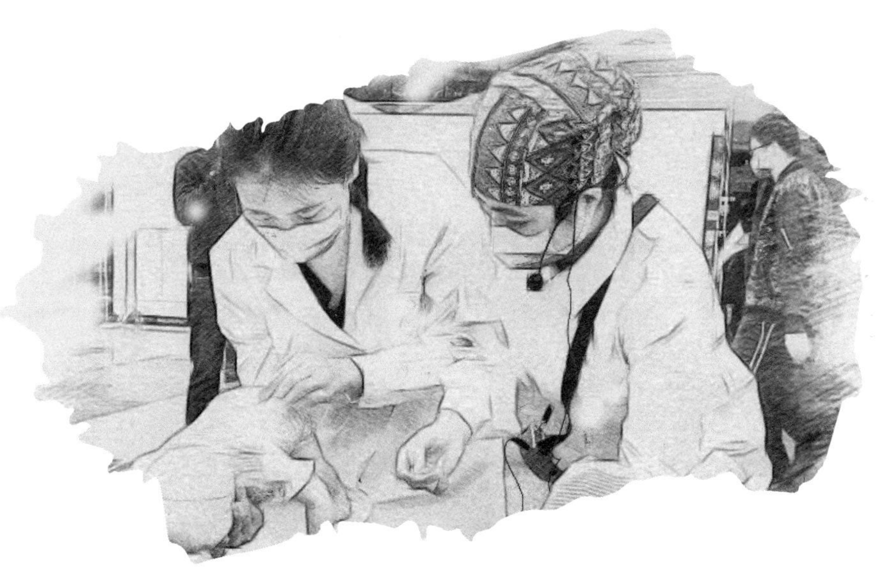

点评

真正的君子善于自省总结，“三省”是指一个人做事是否竭尽全力、对待朋友是否忠诚、对待学习是否认真温习与实践。反躬自省，是一个人根植于内心的教养，也是成长的绝佳途径，“三省”不仅是对自己负责，也是对他人负责。这是一种对个人能力、素质、道德修养的追求，自省之于人生，是自知、自强与自我提升。

第五则

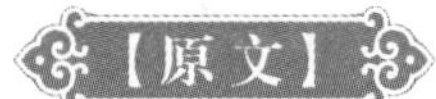

【原文】

道千乘之国，敬事而信，节用而爱人，使民以时。

【解读】

治理一个拥有许多兵马的国家，要处事谨慎、恪守信用、诚实无欺，节约财用而爱人，使用民力而不误农时。

【引用】

管理是一门技术，也是一门艺术，每个团队境况不同、问题不同，管理者管理团队之道，要敬事而信，节用而爱人。

作为护理管理者，要适时、适度地把握患者的疾病心理状态，人为地调整护理管理方式，实施人文关怀。对护理人员的管理，应合理运用人、财、物、时间、信息五要素，适时适地，根据他们各自的能力、性格、适应能力和特长等多方面因素采取不同的管理模式，让其充分发挥个人主观能动性，提高护理人员的工作积极性，提升其职业成就感及满意度。

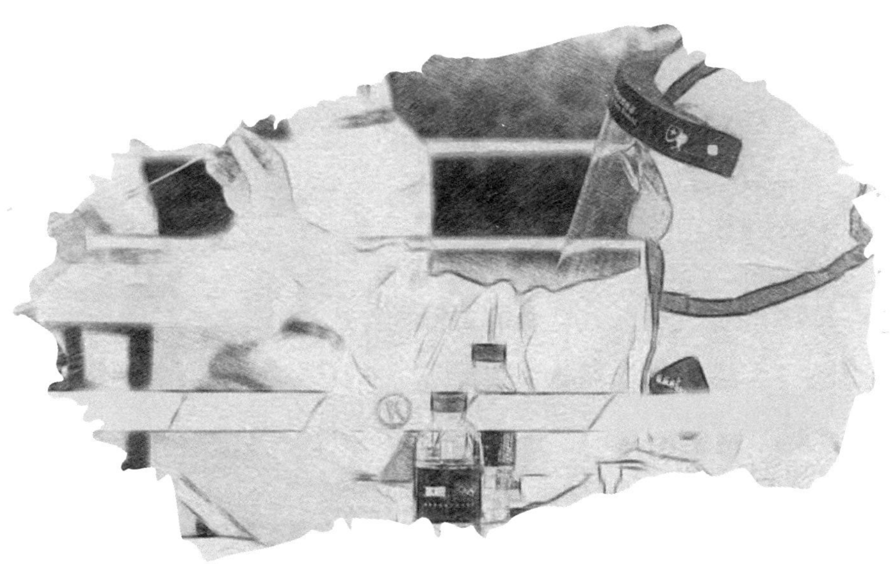

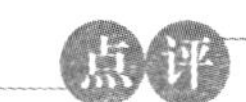

管理者做任何事情都应注意遵守信用、节约物资用度，懂得爱护团队成员，不过多给临床护理人员增添麻烦，“总是去帮助，常常去指导”，如此才可以促进团队的良性发展。

第六则

【原文】

君子不重则不威，学则不固。主忠信。无友不如己者。过，则勿惮改。

【解读】

君子如果做不到端庄厚重，就没有威严，学东西也不牢固。行事应该以忠厚诚信为主。不和不忠不信的人交朋友。有了过错，要勇于改正，不能畏怯。

【引用】

注重仪态端庄、做事诚信忠义、善于学习与结交志友、过而能改，这是君子应当具有的品德。作为护理工作者，具备扎实的理论基础和熟练的专业技能，做事稳重可靠，言行一致，是受患者信赖的必要条件。在临床工作中，我们在面对患者的质疑时，要敢于直面问题、修正错误，积极主动地寻求妥善的解决办法，消除威胁患者安全的因素。吸收借鉴好的经验做法，不断深化优质护理服务内涵，持续推进优质护理服务，努力构建和谐的医患关系。

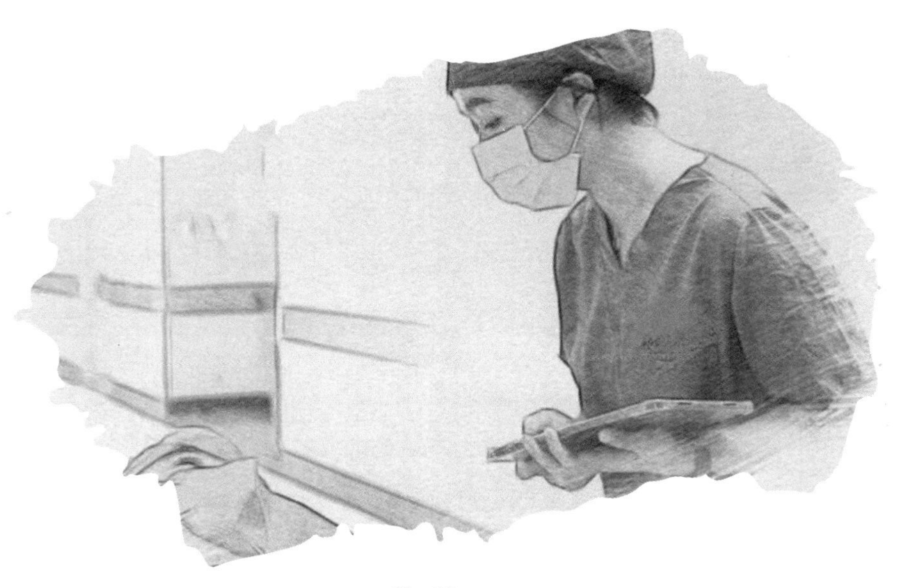

点评

随着医学模式的转变，人人享有初级卫生保健目标的确立及社区卫生服务的开展，人们越加认识到护士在人类健康方面的作用，因此护士在社会上的地位在不断提高，这一点我们必须自信、自重。只有做到自信、自重，才可以在工作实践中不断创新。创新是社会进步的不竭动力，护理工作也存在知识创新的问题，不创新就适应不了高科技的发展。随着高科技的发展，护理工作不能仅仅停留在现有的模式和水平上。“互联网＋护理”服务将带给护理一个新的春天，为护理工作打开新的局面。

第七则

【原文】

慎终追远，民德归厚矣。

【解读】

严肃认真对待生死，以人为本，追念前贤，以他们为榜样与楷模，这样做就可以使民风归于淳朴厚道了。

【引用】

医学的神圣与崇高在于对生命的敬畏和担当。医者，应铭记“健康所系，性命相托”。作为护理工作者，我们应始终贯彻南丁格尔精神，“用自己的爱心、耐心、细心和责任心去照顾每一位患者”。以身作则，时刻谨记历史赋予我们的责任，注重护理文化的传承，视患者如己亲，承先辈之精神，创吾辈之未来，坚定护理文化传承的初心，以文化创新为旨归，站在巨人的肩膀上，完成新时代赋予护理工作者的新任务。

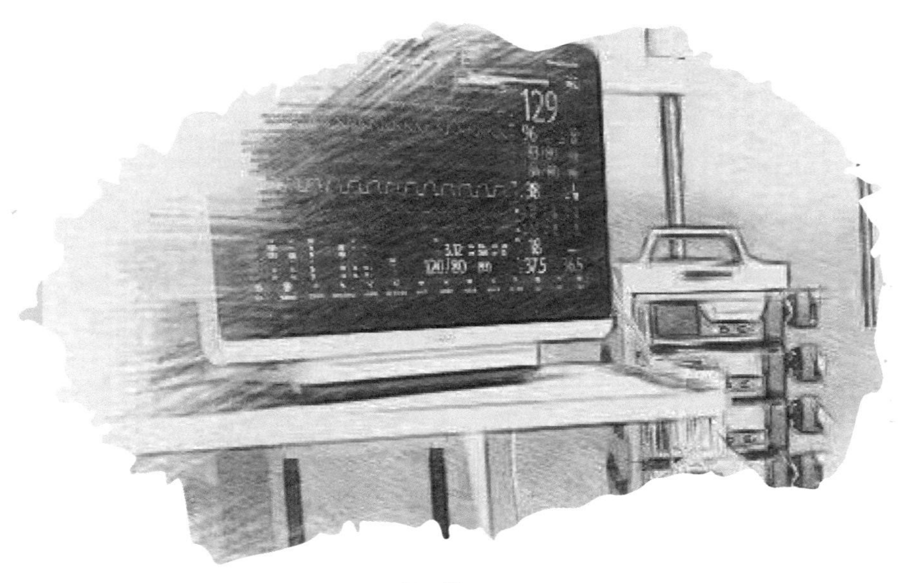

点评

任何事情都有因果，万事发生必有痕迹，即使是我们看不到的，也不代表其原因和规律不存在。生命运行的规律至今没有被完全探索清楚，面对特殊疾病及个体的千变万化，我们应永远心存敬畏，以更严谨求实、更精益求精的态度应对，多吸取教训和经验，在前人探索的基础上取其精华、去其糟粕，如此才能更好地服务大众。

第八则

【原文】

有所不行，知和而和，不以礼节之，亦不可行也。

【解读】

诸事不可只顾和谐的结果、为和谐而和谐，不以规章制度来加以节制是不可行的。

【引用】

和谐的医患关系是建立在相互尊重、相互信任的基础上的，但凡事只顾和谐的结果而不受原则与底线的约束便会适得其反。在日常医疗活动中，作为护理工作者，面对患者提出的不符合医院规章制度的要求，要学会拒绝，不提供不合理的医疗供给，凡事做到有节度，在不违背医院规章制度的前提下，始终坚持“以患者为中心”，不断提高医疗服务质量，提高患者的满意度。

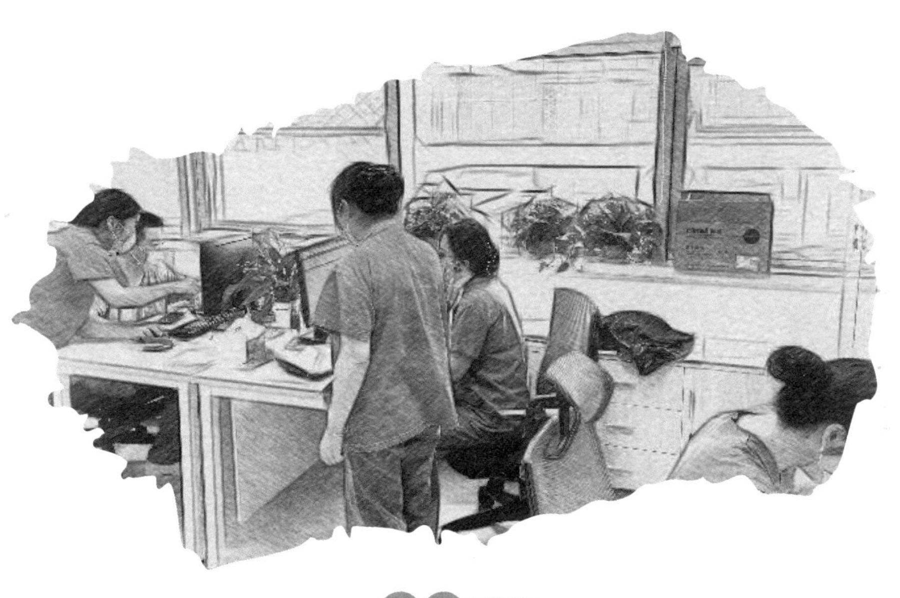

点评

平凡的护理工作与高尚的道德情操是辩证统一的，它引导护理人员树立崇高的人道主义观念和为人类健康服务的道德信念。现代护理伦理学中不仅强调对患者生命的尊重，更强调对患者人格的尊重。护理工作者要有高度的事业心和强烈的责任感。护理工作直接关系到人的健康与生命，这要求护理工作者将患者的安危放在首位。对于工作中影响患者健康及康复的事件，绝不妥协，尽力为患者营造安全舒适的环境，从而真正体现“以病人为中心”的护理宗旨。

第九则

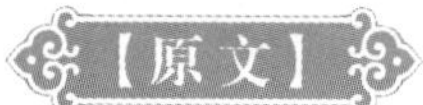

为政以德，譬如北辰居其所而众星共（拱）之。

【解读】

以良好的德行为标准来树立榜样，就像北极星一样，安居其所，其他的星辰井然有序地环绕着它。

【引用】

优秀团队的建设和管理，需要管理者和团队成员形成共同的价值观和行为准则，才能达到预期的目标和最佳效果。在护理团队中，作为护理管理者，我们应打造和谐的护理文化氛围，使彼此达成心灵共鸣，以感性系人，不断激励护理人员向优秀的人员看齐，增强护理人员的集体荣誉感、责任感和归属感，从而造就更具有凝聚力的护理团队。

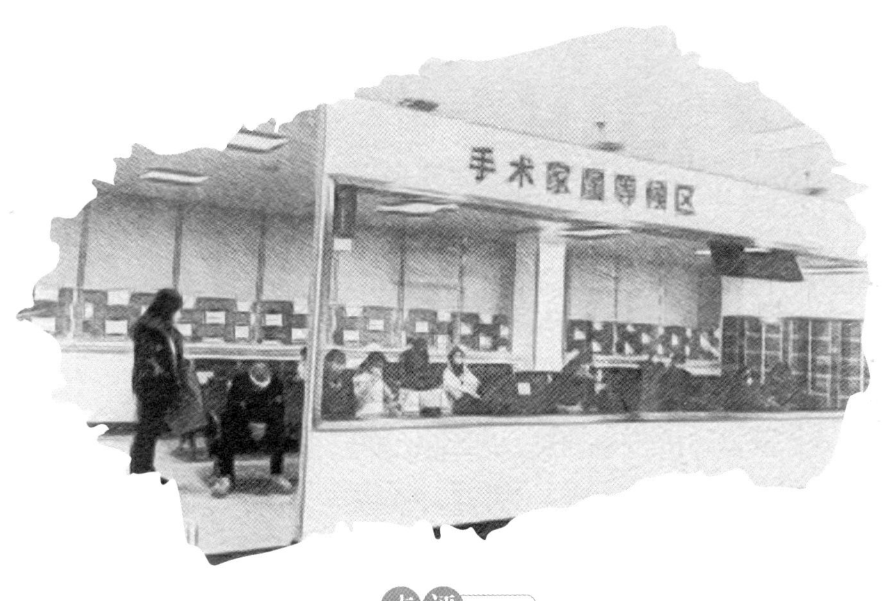

点评

作为护理管理者，我们要为人诚信，敢于负责。诚信是立身处世的准则，是人格魅力的体现，是衡量个人品行优劣的道德标准之一。一个人只有做到诚信，才会为了实现自己的许诺而积极奋斗；护士长才能以自己的实际行动和领导魅力感化护士团队的思想和行为，潜移默化地培养团队成员的责任心，随之锻造出整个护士团队的责任心。如此，护士团队的执行力也就提高了。

第十则

【原文】

视其所以，观其所由，察其所安。人焉廋哉？

【解读】

观察他平日的所作所为，考察他做事的动机和依据，了解他的心情。如此一来，这个人还能怎么隐藏呢？

【引用】

在社会生活中，我们考量、判断一件事情，应从“现在”与“过去”、“外在”与“内在”的双重角度综合判断，透过表象观其本质。作为护理工作者，在日常医疗护理工作的质量安全方面，要有洞察安全隐患的能力，善于观察，对事物从外到内做全面的了解和深入的考察，防微杜渐，杜绝隐患，保证医疗护理工作顺利开展，认真落实规章制度、流程规范。

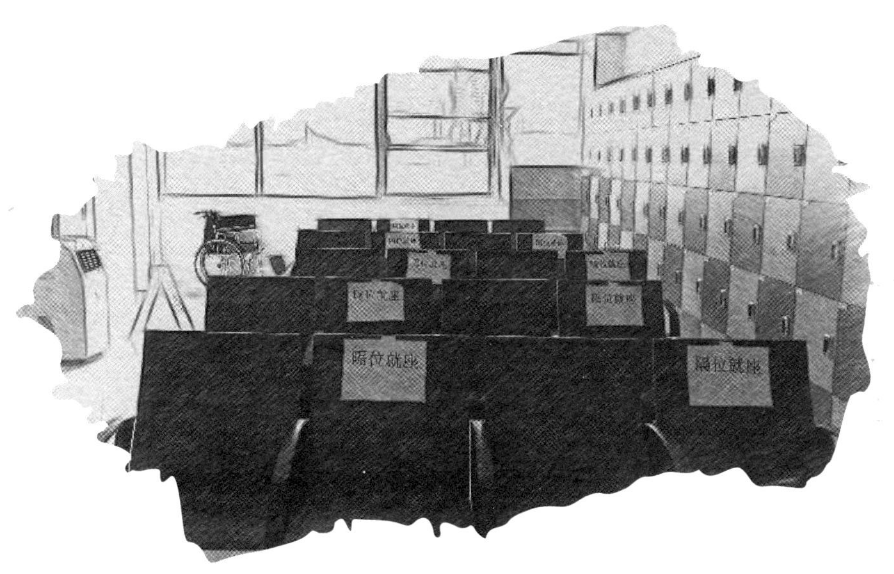

点评

“视其所以，观其所由，察其所安”，既需修己也要察人，护士应该从一言一行规范自我，从促进患者健康的角度出发，全方位地了解患者的疾病史、健康需求、生活方式等，明白其呈现出目前状况的原因，从而给出最优的护理方案，养成查验日常工作质量安全的习惯，及时做出风险预判，让风险无处藏匿。

第十一则

【原文】

君子不器。

【解读】

君子不能像器皿一样（不博通）。

【引用】

常言道，知人善任。“知人”的目的在于“善任”，只有“善任”才能使人才发挥出最大的潜能，做到人尽其才。对于护理管理者而言，识人不能只看其短板，看待问题不能只看到“点”，而应该取长补短，看到“线”甚至是“面”。在选人、用人时能量才使用，使客观需要与主观能力达到完美的统一，是对护理管理者最基本的要求。

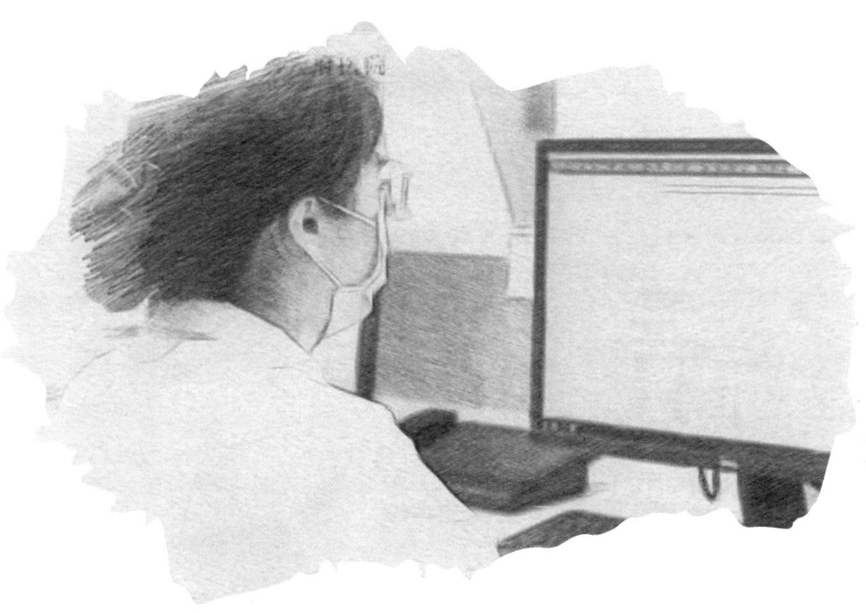

点评

君子之思不器，君子之行不器，君子之量不器。万物都有各自的“相”，我们不能被万物各自的形象与用途束缚，仅限于其某一方面的作用。对于护理工作者而言，面对患者的症状体征变化，应系统全面分析，避免错判、漏判。鼓励人们跳出自己狭隘的领域和眼界，让自己成为更为全面的通才。

此外，君子怀德、君子之德风、君子成人之美、君子周而不比、君子坦荡荡、君子中庸、君子有礼、君子知耻……君子有多种不同维度的面貌，应该从整体去领会和欣赏较为复杂的事物和人。

第十二则

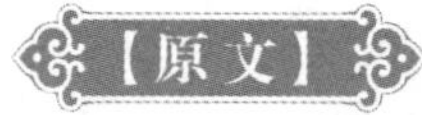

学而不思则罔，思而不学则殆。

【解读】

只是学习而不思考就会迷惘无所得，只是思考而不学习就会不切于事而疑惑不解。

【引用】

学习与思考并行，二者相辅相成，缺一不可。医学是一门实践性很强的科学，要成为合格的医学工作者，必须经过长期扎实、规范的临床实践。作为护理工作者，我们始终把患者的安全放在第一位，积极开展与患者疾病相关的临床科研、教学、实践等一系列专业知识培训，在实际工作中将理论知识与临床实践有机结合并举一反三，根据实际情况灵活变通，多维度地开展工作并解决问题。如此循环往复，方可做到教学相长，进行“以患者为中心”的全生命周期管理。

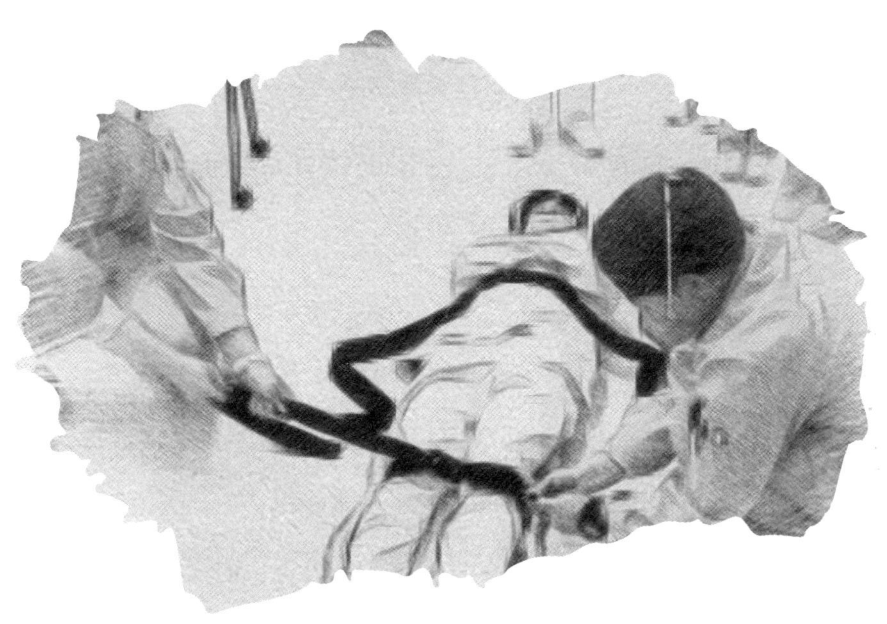

点评

如果“学而不思”，必会被现象、学说蒙蔽愚弄。不借助学习主动解决问题，就会因没有信念、责任与担当而迷惑。

“健康所系，性命相托”是誓言、是使命、是责任，更是医者需要终生恪守的信念与行动准则。

第十三则

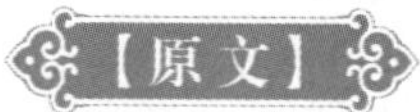

【原文】

临之以庄，则敬；孝慈，则忠；举善而教不能，则劝。

【解读】

用庄重的态度对待他人，人们自然会恭敬；能上孝于亲、下爱于民，人们自然会效忠；选用有能力之人且教化能力低下的人，人们自然会勤勉向上。

【引用】

优秀的管理者作为团队的引领者，自身应具备处事的魄力和预见力，可以给团队成员指明方向，明确共同目标并以身作则，激励团队成员奋力前行。作为护理管理者，应知人善任，选拔能力突出的临床优秀护理人员为骨干，对能力有所欠缺的护理人员进行教育培养和鼓励。这样大家自然会努力发展自身能力、相劝为善、携手共进。

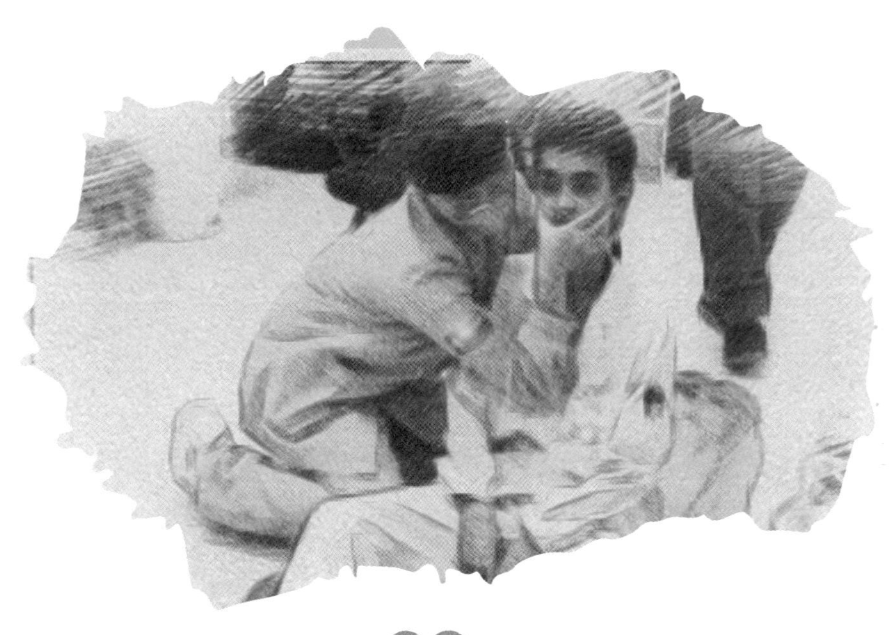

点评

从满足服务对象的需求出发，真心为其谋福利，自然可以得到其信任。人类能够取得现在的文明，不仅在于科技进步，也在于人与人之间情感的温暖与感动，人间大爱有力且感人。作为护理管理者，应弘扬正能量；作为教育工作者，应提倡和发扬优秀的品德；作为普通人，应时刻保持善良、谦虚、谨慎的作风。

第十四则

【原文】

人而无信，不知其可也。大车无輗，小车无軏，其何以行之哉？

【解读】

一个人如果不讲信誉，不知他还能做什么。就像牛车的横木两边没有插销，马车的横木两边少了卡扣一样，怎么能行驶呢？

【引用】

以诚为本，以信自立，说出的话必定会去做，做到言行一致，这便是有诚信之人。诚信走遍天下，失信寸步难行。在当今社会，能做多少事、做多大的事，都与自身的信用密切相关。作为护理工作者，我们应树立诚信道德的价值观，加强自身道德修养，规范职业行为礼仪，营造诚信、文明、温馨的环境，遵守医院各项规章制度，诚信服务、规范执业，把做人和做事有机统一起来，做诚信的践行者，从而使诚信服务真正造福于患者、造福于社会。

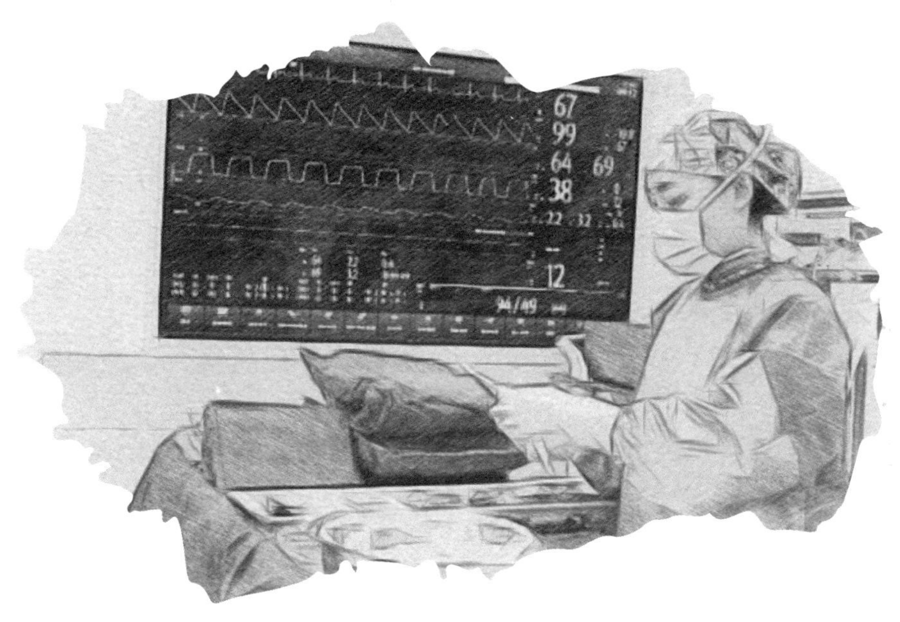

点评

护理工作中，不论是管理者还是护士，对患者和家属都要真诚，承诺的事情要付诸行动。在日常护患关系中，患者常将困难和需求告诉护士，请求护士给予帮助，护士应尽可能给予及时、有效的回应。诚实守信，才能建立融洽的护患关系。此外，处理问题应敏捷、果断。护理工作重在治病救人，对时间的要求很严格，特别是在急救中，争取时间就等于争得生命，特别需要果断、雷厉风行的工作作风。

第十五则

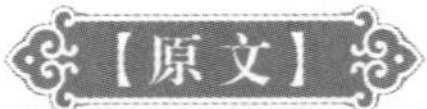

【原文】

君子之于天下也，无适也，无莫也，义之与比。

【解读】

君子处理天下的事，不是一定要怎样做，也不是一定不要怎样做，而是考虑怎样做才恰当，就可以了。

【引用】

随着时代的发展，大众对于健康的定义不断发生变化，现阶段人们不仅重视身体健康，还关注心理健康，且对健康的需求也在发生着变化。作为护理人员，我们应紧跟时代需求发展，在护理领域加入信息化的医疗服务、提供专业的“互联网 + 护理”服务，不断提升医疗卫生服务水平，以求为患者提供更加科学、专业、优质、便捷的智能护理服务，帮助实现患者全生命周期的精准高效健康照护，从而推动人类社会向前发展。

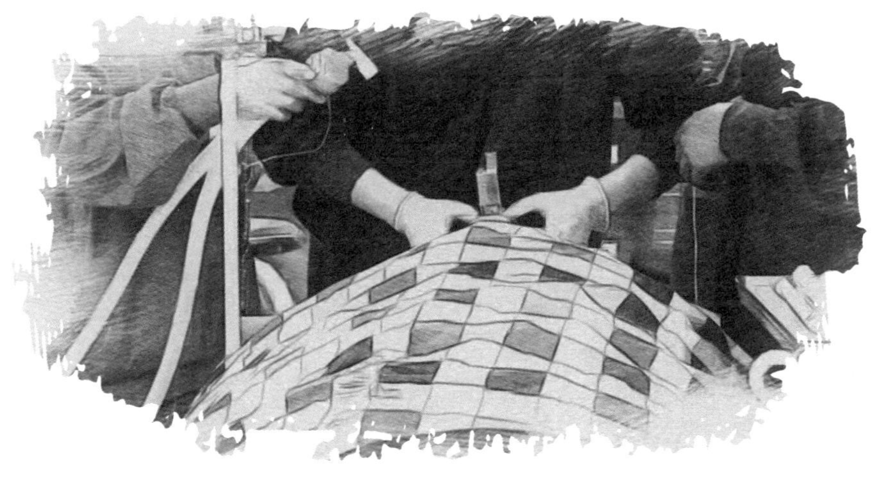

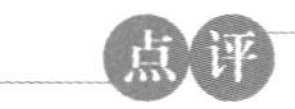

点评

健康战略需要我们从“以疾病为中心”转变为“以健康为中心”，故在改善护患关系的日常行为当中，要做到“眼中有病、心中有人”。护理人员和患者都是建设者，每一次治疗护理行为都是诚信的重建过程。患者对护理人员多点理解、少点苛责，而护理人员也需要用过硬的医疗行为、经得起考验的职业操守来赢得患者的信任。当然，投之以桃未必能报之以李，信任的建立需要一个过程，不是一蹴而就的，但这样的事情多了，就会扭转护理人员被动的局面，就会向我们期待中护理事业的未来发展。

第十六则

【原文】

老者安之，朋友信之，少者怀之。

【解读】

使年老之人得到安养，使朋友之间相互信任，使年轻人得到真诚的关怀。

【引用】

和谐的人际关系，温馨、有安全感的工作氛围，能充分调动人的积极性和持续工作的动力，从而实现部门的长期可持续发展。作为护理工作的组织者、领导者，在临床工作中，我们要全方位参与护理工作，保障患者安全，评估患者护理高风险环节、高风险行为、高风险时段，不疏忽一个细节，不放过一个时段，尽可能化解护理过程中的潜在风险，以“人文关怀”的仁爱管理理念，把护理的仁爱之心传递给每一位护理人员和患者，切实提高护理服务质量，从而保障医疗安全。

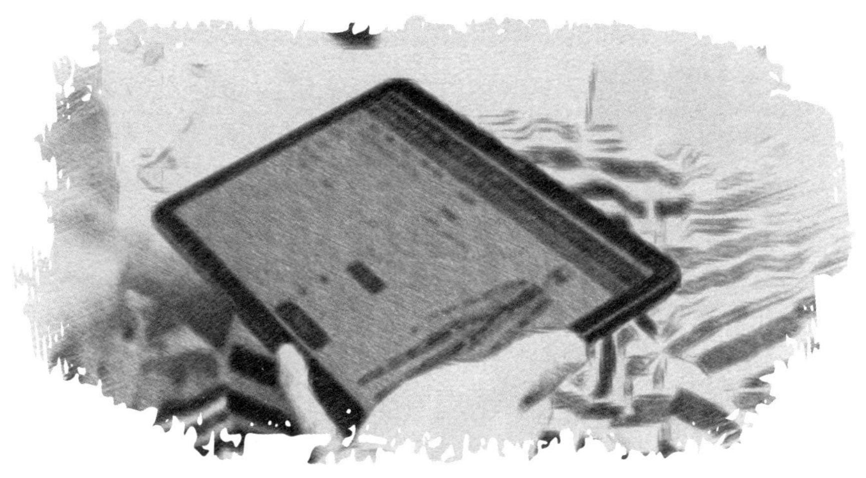

点评

护理管理者，要具备领导的艺术，同时应拥有一颗仁爱之心，常常给予人文关怀，以仁爱管理理念和方式关心每一位护士、患者，全方位保障患者的临床护理质量安全，对护士做到“你们关怀患者，我们关怀你”，用自身的光和热温暖每一个人。

第十七则

【原文】

原思为之宰，与之粟九百，辞。子曰："毋！以与尔邻里乡党乎！"

【解读】

原思在孔子家当总管，孔子给他俸米九百，原思推辞不要。孔子说："不要推辞！如果有多的就给你的乡邻吧！"

【引用】

"仁"是完美人格标准的基础。一个人即使非常有才能，但是如果人格中没有"仁"的存在，也无法成就大事。在护理管理中，护理管理者可以借鉴古人的智慧，在管理中加入仁爱元素，不一味地苛责惩罚，尊重他人、以礼相待，以制度管人、兼顾人情，体现护理管理者仁爱的管理艺术，让护士感受到来自管理者的关心和仁爱，以此提升护士工作的积极性与主动性。

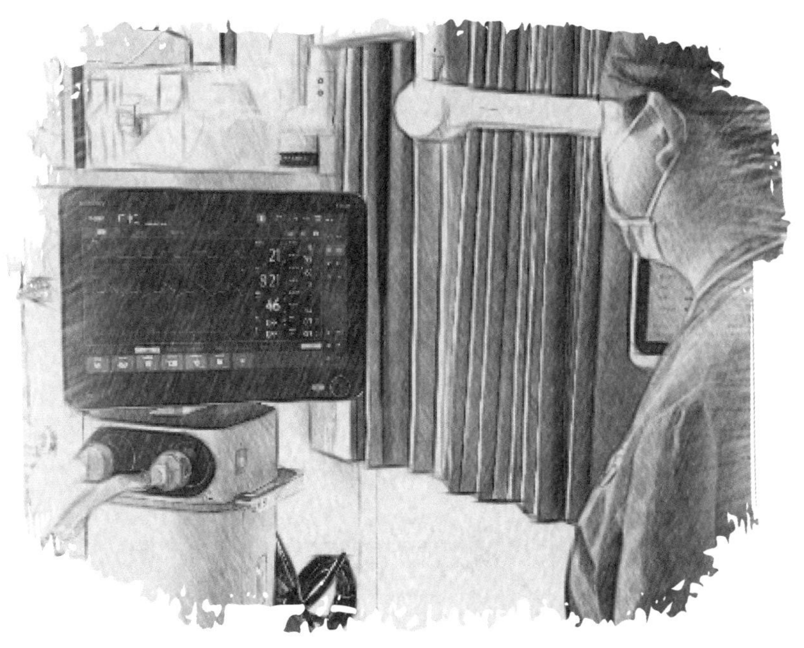

点评

护理管理者要采用人性化的管理方式：尊重同事；多体察大家的难处，多换位思考；对护士一视同仁，主动关心护士；积极运用激励方式提高护士工作的积极性和能动性。如此，同事间和谐，凝聚力才强，才有利于科室的发展。

第十八则

【原文】

夫仁者，己欲立而立人，己欲达而达人。能近取譬，可谓仁之方也已。

【解读】

仁爱之人，自己想立身于世，也使别人立身，自己想做事通达，也使别人通达。凡事能够推己及人，从身边小事做起，就是实行仁道很好的方法了。

【引用】

成人有道，为人有方，做人有据。人们在行仁道时不仅要修炼自身，还要关怀大众。作为护理团队的一分子，不仅需要完善自我，处理好各种人际关系，也要团结集体，担起创新发展的责任，提高团队成员工作的自豪感及认同感，在立人、达人中实现自己的人生价值，保证医疗护理质量，亦可为医疗护理的高质量发展贡献出自己的力量。

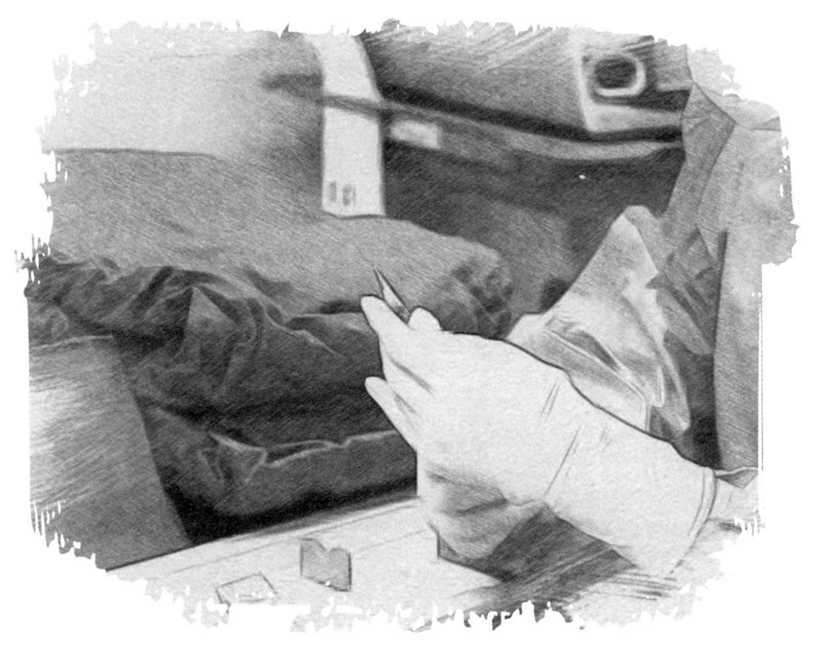

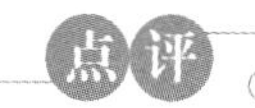

点评

“山不让川，川不辞盈。”欲成大事者，小事也要做好，不能好高骛远。不论在团队中还是在护患关系中，我们都应培养独立、仁爱的性格，维护良好的护理工作氛围，胸怀宽广，减少彼此工作中的矛盾，使得护理工作顺利、高质量地完成。此外，应不断使自己在实践中修身，完善自己的同时也可有能力帮助他人，使自身具备减轻患者身心痛苦的能力。

第十九则

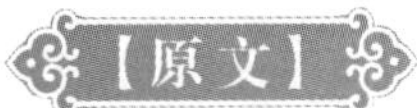

【原文】

述而不作，信而好古，窃比于我老彭。

【解读】

转述先哲的思想并重视传统文化，坚信而且热爱圣贤传下来的文化，心下欣喜能和老彭这样的先贤思考一致。

【引用】

中国古代文化源远流长，有着极为丰富的内涵，这是古圣先贤留给后人的精神财富，是取之不尽、用之不竭的智慧宝库。作为护理工作者，在医疗护理场景中，当我们遇到工作上的困难时，无一例外是在总结护理事业前辈经验的基础上，借用前辈的智慧与知识结晶，通过观察、思考，用创新的思维有效地解决现实问题。

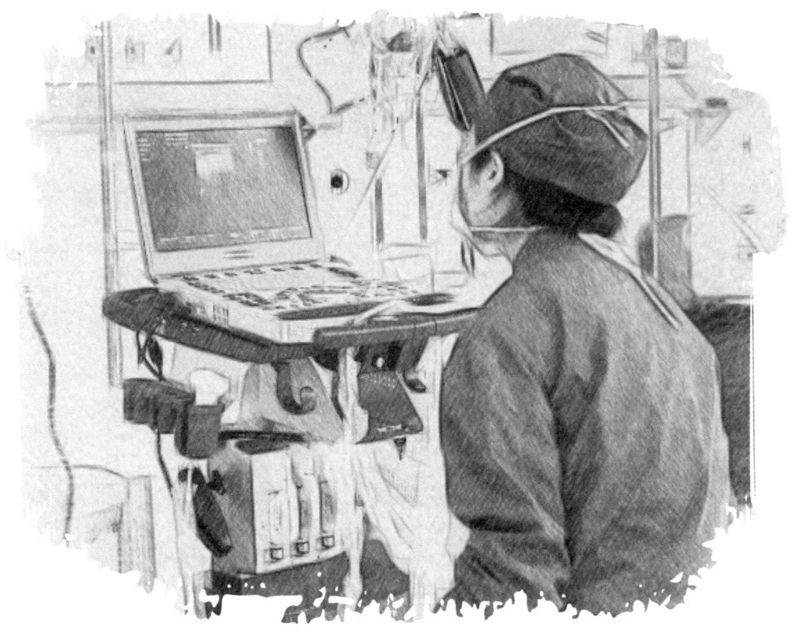

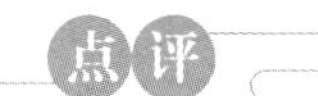

点评

“人道非一圣之所建，乃历数千载众圣之所成。不学则不知，故贵好古敏求。”现代人在创新发展的道路上，常借鉴先哲的智慧进行改造创新，以适应新时代的发展。

第二十则

【原文】

默而识之，学而不厌，诲人不倦，何有于我哉？

【解读】

把所见所闻默默地记在心上，努力学习而从不满足，教导别人而不知疲倦，这些事我做到了多少呢？

【引用】

延迟满足感是非常重要的一种能力。一个人延迟满足感的能力越强，越容易做成大事。我们学而不厌，诲人不倦，教学相长，不患得患失，不因教授别人没有得到反馈和回报而失去动力，即使当下付出没有回报，我们依然享受学和教本身所带来的快乐。体验事物发展过程中的快乐，人生会因为不断向上攀登而充实，生活会因为有了欣赏而美好。

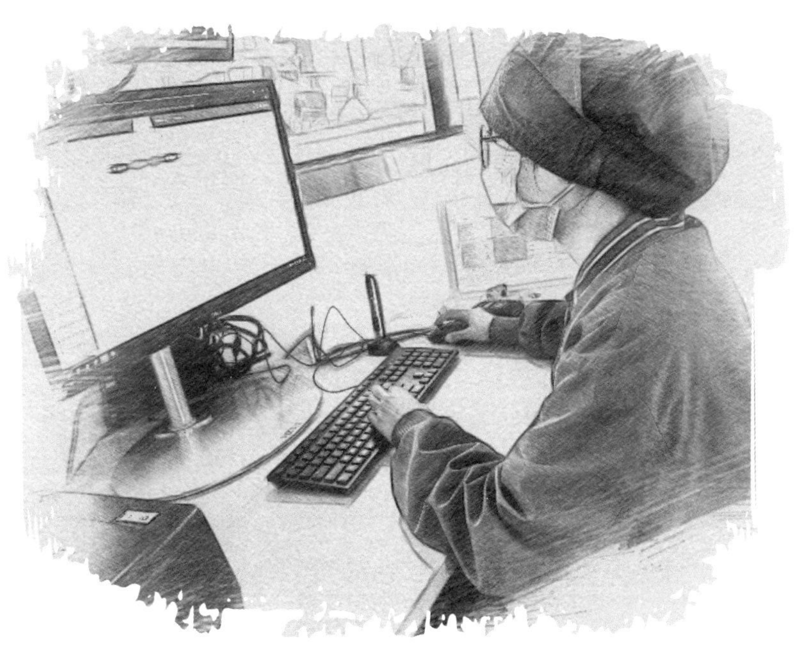

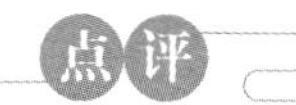

点评

人类从使用火而品尝第一顿熟食，到空间站时代探访宇宙，始终默而识之夯实基础，学而不厌促进发展，诲人不倦延续传承……人类文化呈螺旋式发展，造就了璀璨文明，而无倦、不懈又时常难以一贯以之，“何有于我哉”便是叩问与鞭策，个人和学科发展也应有如此之道。

第二十一则

【原文】

不愤不启，不悱不发。举一隅不以三隅反，则不复也。

【解读】

教导学生，直到他冥思苦想仍不得其解的时候才去开导他，直到他想说却始终无法表达的时候才去启发他。对待事情，若他不能做到举一反三，就不要用同一种方法反复教他了。

【引用】

授人以鱼不如授人以渔。一个称职的教师，不仅要教学生以知识，还要教会学生自学的方法；管理亦是如此。作为护理管理者，在护理工作中教会护理人员做事情的思路和方法，激发护理人员主动思考的能力，开启心灵、点燃智慧，使之独立思考并解决临床工作中的困难，引导护理工作者以科研思维解决问题，以“启发式”的教学管理方式，激发护理人员举一反三、开拓创新，带领团队在护理的科研道路上开启护理之路的新篇章。

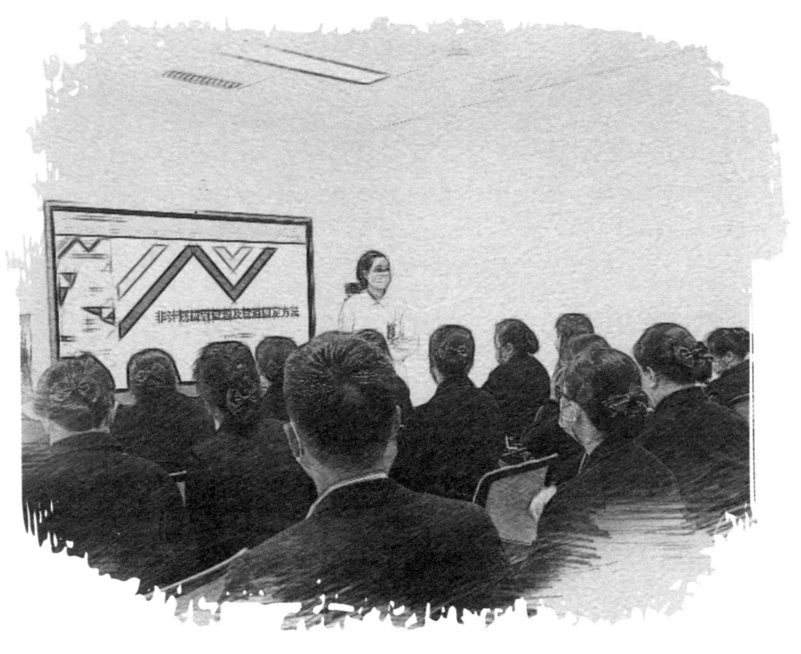

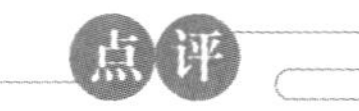

教本从学而来，且教育需要契机，悱愤之下进而启发方能收获奇效，否则只能是毫无意义的填鸭式教学。如果教育的对象不能举一反三，则不应再用同样的方法反复做无用功。面对年龄、文化、身份、性格迥异的广大人民群众，应该在激发其树立健康保健的意识后，探索多途径、多形式、多层次、多领域结合的健康教育方法。

第二十二则

【原文】

天生德于予，桓魋其如予何？

【解读】

上天赋予我如此的德行，桓魋又能把我怎么样？

【引用】

仁而无畏的人是具有博大情怀的善者，他们有着崇高的美德，泛爱大众，行为处事无不着眼于大多数人的利益。真正面对困境时敢于勇往直前，只有心怀使命感和责任感才能创造奇迹。现今，面对老龄化社会以及全民健康的目标，护理工作者是卫生健康战线的重要力量，在维护群众健康权益和提升群众健康水平的工作中担负着重要职责。作为护理工作者，我们要科学合理地配置人力资源，努力推进科室老年护理专业的人才培养，提高护理服务能力，不断完善全生命周期健康服务体系的构建，满足临床工作需求，秉持坚定的决心和莫大的勇气，在医疗改革的浪潮中勇往直前，实现个人、社会的双重价值。

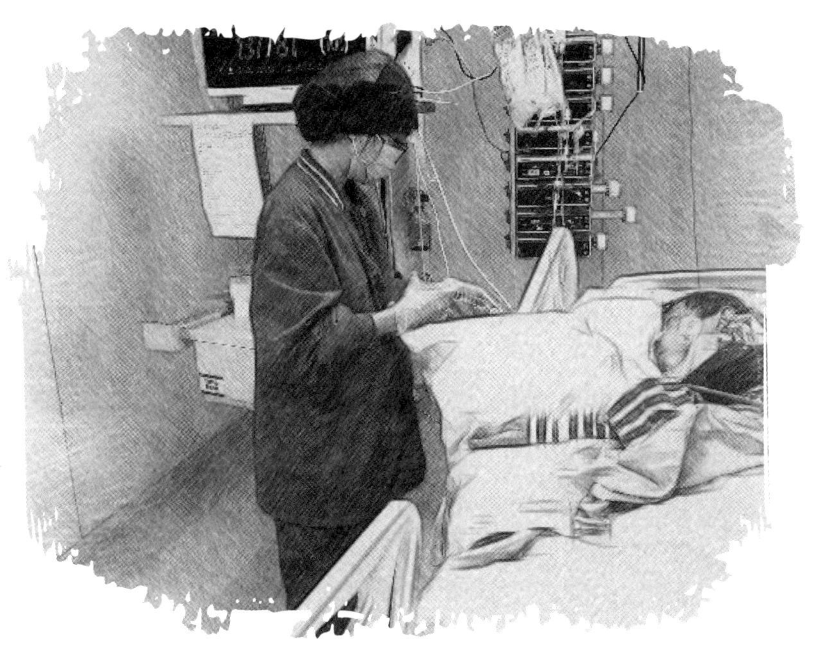

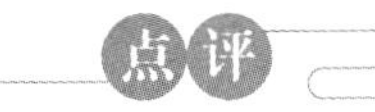

面对护理工作中的困难，护理人员要有仁而无畏的情怀，悲天悯人，泛爱大众，行为处事应着眼于他人利益。如此，护理工作担负的卫生健康战线之责任才能逐步实现，我们才能切实地帮助患者和家属并得到其认可。

第二十三则

【原文】

文，莫吾犹人也。躬行君子，则吾未之有得。

【解读】

学习书上的知识，我同别人差不多。践行所学，身体力行的君子之道，我还没有做到。

【引用】

知而不行，是为不知，学识修养是永无止境的，而提高修养贵在躬行。越伟大越平凡，先贤圣人孔子一直在强调，他并不是生而知之者，而是在实践中不断反思总结，才能持续不断进步。

作为护理人员，我们勤学为基，不断提高自己的专业技术水平，谦恭屈己，以此不断精进自身；我们力耕为要，行胜于言，着眼于做好当前的事，由浅入深，循序渐进，在探索和实践中提升能力，走向更高、更远的目标。所谓医者，应精于学、诚于心、笃于行，这样才能成为德才兼备的现代护理人员，实现个人、社会的和谐。

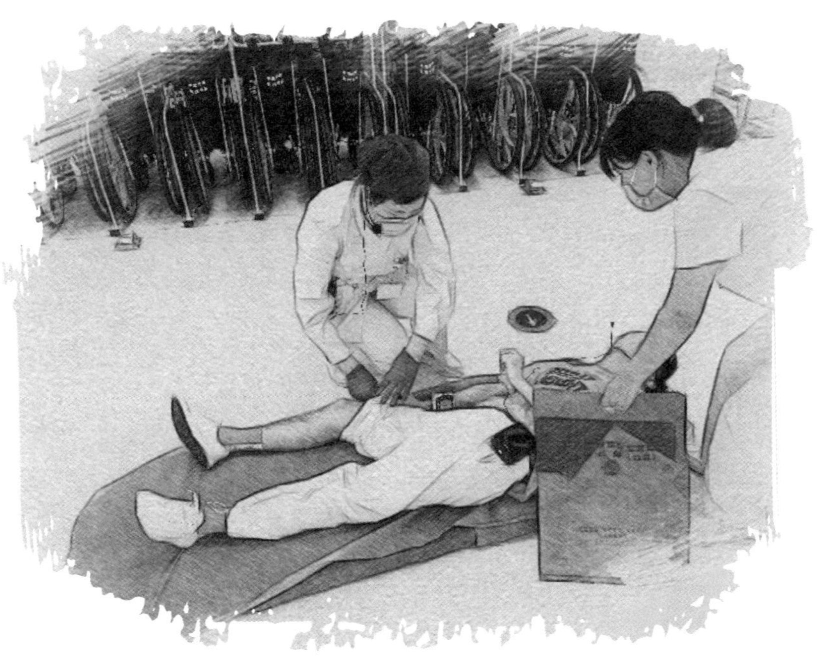

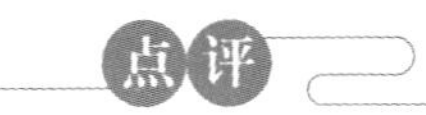

点评

“天下无不可为之事”，通过自身的努力、奋斗，没有完成不了的事情。护理工作十分琐碎，很多护理工作以预防为先，护理人员要有勤勉慎独的意识，除了良好的业务能力，还需要具备符合职业道德的自我规范，需要有“三省吾身”的态度，审视自己的行为，防微杜渐，加强自律，以此保证护理工作安全顺利地进行，提高工作质量，从而提高患者的满意度。

第二十四则

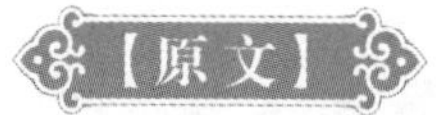

若圣与仁，则吾岂敢？抑为之不厌，诲人不倦，则可谓云尔已矣。

【解读】

如果说到圣与仁，那我怎么敢当？不过是在向圣与仁的方向努力而不厌其烦地做，教诲别人也从不感觉疲倦，只是这样罢了。

【引用】

“为之不厌，诲人不倦”，这是很难达到的一个境界，而且要在自己的经历中不断为之赋予诚意，就越加困难了。圣和仁是孔子孜孜不倦追求的理想，他感慨自己不敢称圣和仁，是他对待自己理想所具有的谨慎、谦虚的态度。在某种意义上，人之所以不谦虚，关键在于自信心不充足。无知本身不可怕，但人之私心总是担忧他人了解自己的无知而受到轻视。作为护理工作者，我们应始终保持“学而不厌”的热情，终生学习，充实自身，使内心足够自信，才有信服力。同时，言传身教，对医学后生“诲人不倦”，共同成长，如此方能立志精一，至臻至善，永葆初心。

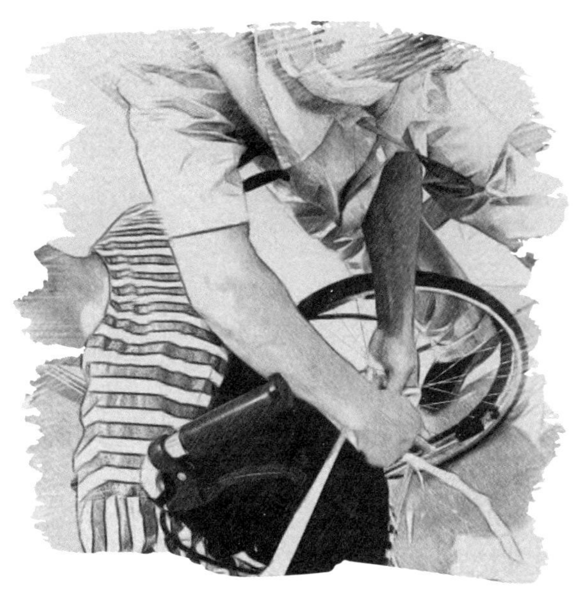

点评

护理人员不仅需要具备娴熟、过硬的专业技能，还要具备良好的身体素质和心理素质。护理人员的工作越来越琐碎、繁重，人力不足、设备仪器投资不充足，患者和家属的要求越来越高，使护理人员一直处于超负荷的工作状态，加班现象普遍存在，长期的身心疲惫会造成护理人员对护理工作的厌倦，导致工作中其潜能不能很好地发挥出来。我们应该建立良好的工作环境，护理管理者要为护理人员提供良好的工作条件，配足人力和医疗设备，合理分配人力、物力，营造和谐的办公氛围，尽可能使护理人员处于身心愉悦的状态。护理人员也要提高自身素养，积极努力地投身护理事业。

第二十五则

【原文】

恭而无礼则劳，慎而无礼则葸，

勇而无礼则乱，直而无礼则绞。

【解读】

只是恭敬而不懂得礼法，就显得劳倦疲乏；只是谨慎而不懂得礼法，便会显得畏缩拘谨；只是勇敢而不懂得礼法，便会作乱；只是直率而不懂得礼法，便会显得尖利刻薄。

【引用】

做人做事谨慎、勇敢乃仁者风范，但若不受其约束，超过限度，便是过犹不及，适得其反。作为护理工作者，我们坚持“以人为本，以患者为中心”的服务理念和“温、良、恭、俭、让”的精神内核，规范自身的行为，凡事做到恭敬有度、以礼待人；做事谨慎而不失分寸；言语行为把握尺度，讲究策略性；把人情味和理性完美结合，以此构建良好的医患关系，营造和谐的医疗环境。

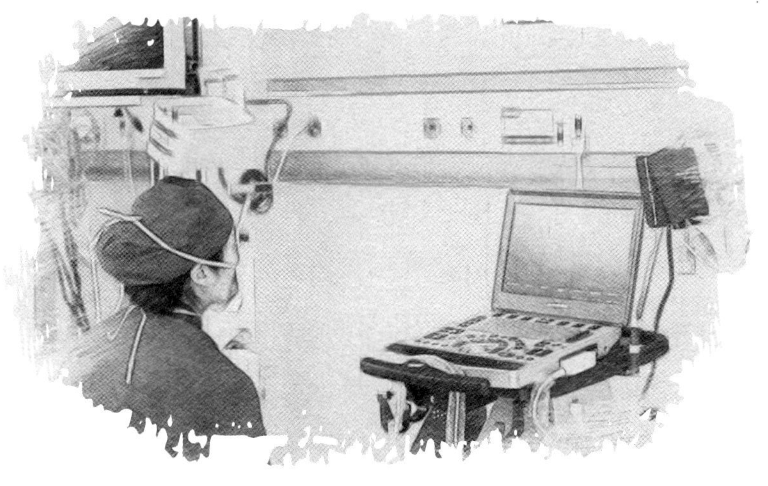

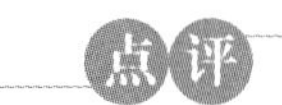

点评

礼常与节并用，故礼有调和、平衡的作用。它是一种分寸，不因过度而劳倦，不因拘谨而畏缩，不因勇猛而闯祸，不因直率而尖刻。作为护理工作者，我们要心怀仁德，遵守法规，坚持以人为本的服务理念规范自身的行为，无论是否有人监督自己，都忠实地履行自己神圣的工作职责，自觉地做好每件事，完成好每一项任务，讲好每一句话，过好每一天，对社会、对患者履行庄严的承诺。

第二十六则

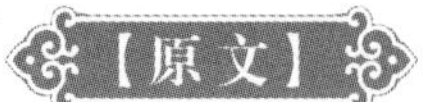

【原文】

君子笃于亲，则民兴于仁；

故旧不遗，则民不偷。

【解读】

君子如能厚待自己的亲族，百姓便会兴起仁德的风气；君子如不遗忘、背弃他的故交旧朋，百姓便不会对人冷淡漠然了。

【引用】

良好的个人品德不仅是外在的人格形象，也是一种人文的熏陶，榜样的力量可以影响人文风气。在护理工作中，作为护理管理者，应具有强烈的事业心和责任感，以热情饱满、认真负责的态度对待工作，处处起到模范带头作用，凡是要求他人做到的，自己首先要做到，以榜样的力量引领其前行。如此，在日常工作中就会使护理人员不自觉地产生模仿意识，给护理工作带来更多的正能量，从而建立起一个相互信任、激励、鼓舞的人文护理团队。

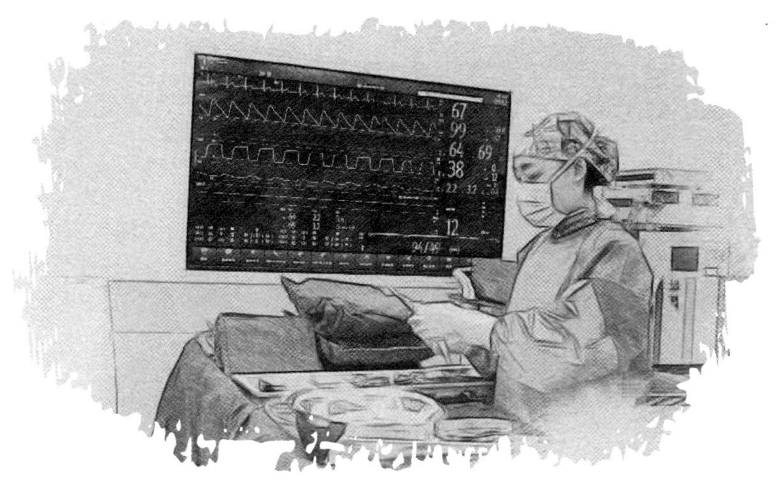

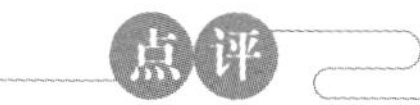

“好事尽从难处得。”护理管理者应培养护理人员，使之具有尊重人、关心人、爱护人且始终造福于人类的医学人文品格。在日常工作中，我们总会遇到不理解、不配合治疗护理的患者及家属，护理人员应具有健康的心理，主动、果断的工作作风，还要有良好的沟通能力，以此化解工作中的种种矛盾，使得护理工作得以高质量地顺利完成，为患者和家属提供优质的护理服务。

第二十七则

【原文】

士不可以不弘毅，任重而道远。仁以为己任，不亦重乎？死而后已，不亦远乎？

【解读】

一个真正负责任的人，必须具有坚忍的意志，因为他背负的责任重大而实现的道路很漫长。以仁为自己的责任，是重大的事情，以此奋斗终身，而实现仁的道路是漫长而遥远的。

【引用】

君子当牢记使命是永恒无止境之事。任事之人，肩负重任，唯有宏大的精神力量才能胜任其重，唯有坚定的意志力才能坚持其远。

作为护理管理者，要在临床工作中激发护理人员的责任感，让护理人员对自己的工作负责，有效发挥自己的主动性和积极性，独立完成工作，永远牢记“救死扶伤，敬畏生命”的使命，精益求精，完善自身业务技能，提高专业素养，不断积累临床经验，为每位患者的健康保驾护航，在平凡岗位中默默奉献自身的微薄力量，为医疗事业终生奋斗，从而激励护理人员从平凡到卓越的进阶。

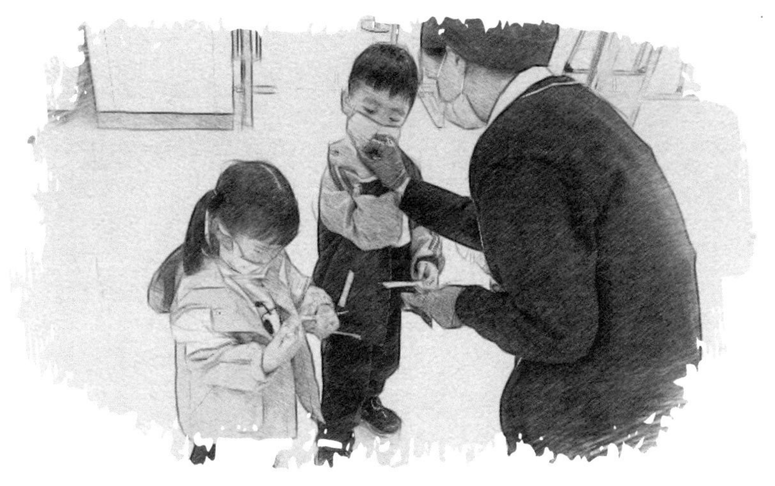

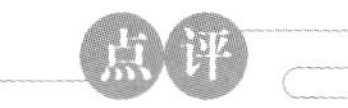

点评

1914年，钟茂芳女士正式提议将“Nurse”翻译为“护士”。“士”是指有学问之人，“护士”是指受过专业教育、经过批准注册的专业技术人员。历史赋予使命，时代要求担当，新时代的护士群体更应该志存高远，为实现健康中国之使命而永葆奋斗者姿态。有远见的管理者应该赋予这个群体更多的关怀，为护士的整体发展保驾护航。

第二十八则

【原文】

子欲居九夷。或曰："陋，如之何？"子曰："君子居之，何陋之有？"

【解读】

孔子想要到九夷居住。有人说："那个地方如此简陋，如何居住呢？"孔子说："有君子住在这里，怎么会简陋呢？"

【引用】

所谓君子，应不为世俗环境而改变，境由心生，当存挽救世道之心，以一己之力影响众人，以改变环境为己任。

作为护理人员，即使身处逆境也应坦然接受，努力凭借自身力量改变周围环境，以乐观豁达的人生态度和精神引导身边人积极向上，发挥自身所长、所学传播医学护理文化知识，不断提升、培养并储备自身的护理领导力，更好地应对工作中出现的各种困难和挑战。

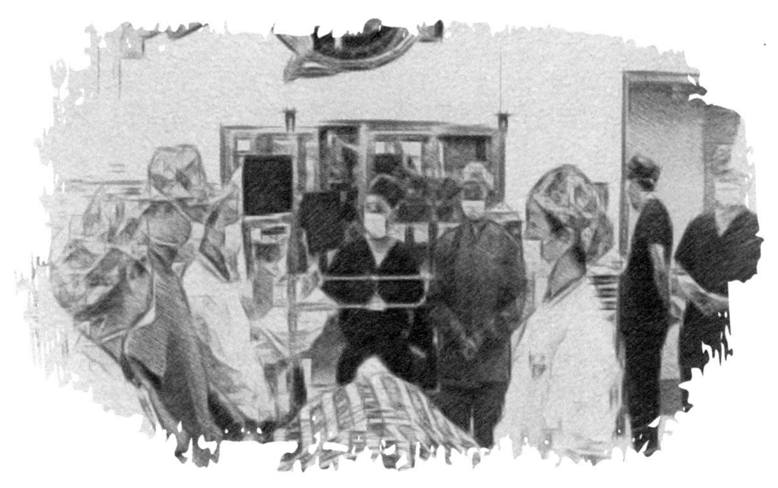

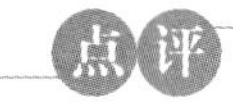

点评

孔子认为只要自己有德行，就算在闭塞不开化的地方，也能凭自己的德行把那里变得更好。就像年轻时的成翼娟教授，她克服了公社医院极端的艰苦条件，甚至在面对湍急的水流时用滑溜索的方式出诊，造福于一方百姓的健康，被传为佳话。新时代的护理人员应传承君子之风，积极将新时代的智慧化手段与护理知识相结合，创造健康新局面。

第二十九则

【原文】

法语之言，能无从乎？改之为贵。巽与之言，能无说乎？绎之为贵。说而不绎，从而不改，吾末如之何也已矣。

【解读】

忠言逆耳让人心生不悦，但能听从并身体力行是最可贵的。阿谀奉承的话顺耳，让人听了快乐，但能在分析鉴别后择其善者而从之，其不善者而改之是最可贵的。一味地听从奉承之言而内心窃喜，听到忠言警告而不加以改正，我也不知道该如何教他才好了。

【引用】

对待正言规劝要认真倾听，依照改正；对于恭维赞扬要明辨真假，自省自勉，这才是正确的人生态度。

作为护理工作者，在职场中要学会进言因人而施，听言虚己受人。对上进言讲究环境隐蔽，语言委婉；对下指教讲究以事实说话，语气平和；而面对他人的直言建议或是恭维赞扬，当认真对待，有错及时改正，对事客观分析，自我警醒，且要从心而过，不可虚伪。有此种胸怀宽容之心、直面谏言之人的作风才能得到他人的信任和拥戴。

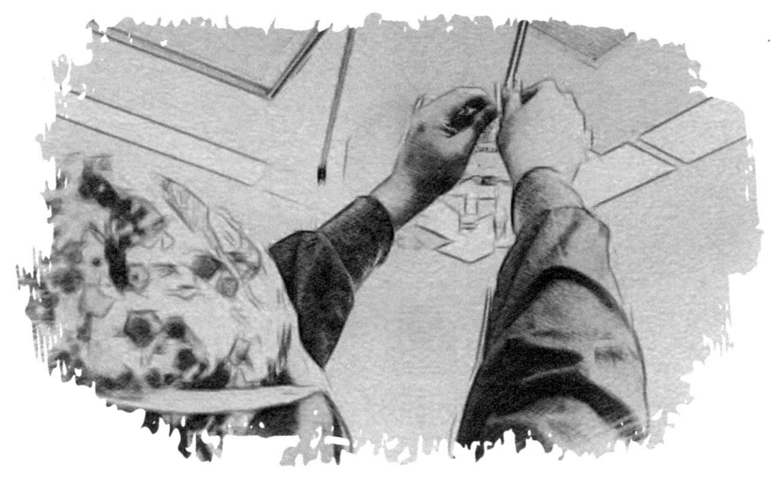

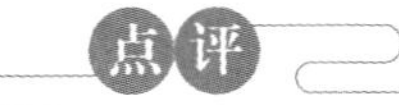

语言是用来表达和交流的工具，颠扑不破的格言和悦耳动听的奉承，都值得我们进行“改”和“绎”——推演、反思、修正。反之，对他人进言应讲究方式方法，尽量客观，不要以“忠言逆耳”来矫饰自己没有策略的进言。

第三十则

【原文】

知者不惑，仁者不忧，勇者不惧。

【解读】

有智慧的人不会迷惑，仁德的人不会感到忧愁和担心，勇敢的人不会畏惧。

【引用】

不惑于物，不患得患失。凡事以理和礼处之，定能心胸宽厚以载万物。作为护理人员，我们应努力拓宽自己的知识面，提升自己的认知，具备良好的判断力，时刻贯彻“以人为本”的理念，满足患者“身、心、精神、社会、文化”等方面的需要，认真遵循现代护理理念，无惧世事变迁，坚持“以患者为中心”这一主旨，找到正确的处事方式，遇事才不会忧虑、惶恐，如此方能迎接护理事业的新挑战。

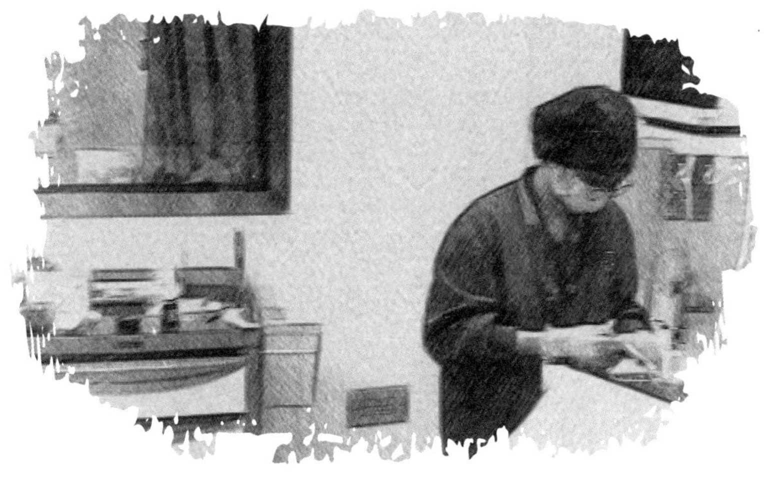

点评

“生理—心理—社会”医学模式充分体现了人的整体健康观念，情感交流在其中起着纽带作用。护理人员应该更加关心和帮助患者，把患者当作自己的亲人，做耐心细致的开导工作，使他们消除顾虑，提高护理质量。护理人员应在平凡的工作中加强自我文化修养，努力培养良好的职业道德、完美的心理素质、过硬的技术能力，建立完整的知识结构，保持整洁庄重的仪表。随着现代医院的发展，护理人员必须跟上新形势，医院的发展需要培养出全方位的护理人员，既适应社会需要，又能更好地服务于患者。

第三十一则

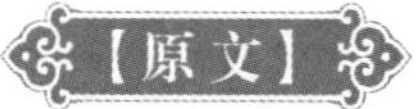

【原文】

子曰："由之瑟奚为于丘之门？"门人不敬子路。子曰："由也升堂矣，未入于室也。"

【解读】

孔子说："仲由在我门中，如何弹出这样的音调？"孔子的其他学生不懂孔子的语义，因而不尊重子路。孔子再用比喻解释，子路的修养造诣已经具备规模了，只是还不够精深罢了。

【引用】

有效的人际关系应该健康且充满信任与活力，互敬友爱，为彼此树立信心。作为护理人员，在日常医疗护理工作中，我们要面对各种各样的服务对象。由于其职业、民族、生活习惯、文化程度等不同，我们在与人沟通时要注意自己的发言，要意识到自己所说的话传播出去会产生怎样不可预计的"化学反应"。我们要坚持以人为本，以人的健康为中心，把人、环境、健康作为一个有机整体，把浓厚的"人文护理色彩"引入对患者的照护中，带给患者舒适感和安全感，在平凡中坚守信念，在呵护中收获患者康复和治愈的喜悦。

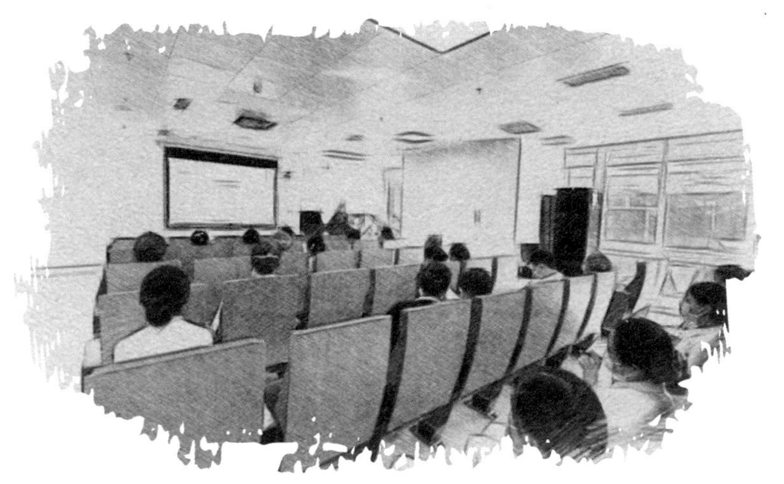

点评

世间万事万物皆相互依存，应坚守不左不右的中庸之道。就像子路原本是打猎的，他奏出的音乐可能少了一点韵味，孔子对他的批评其实是为了帮助他进步，同时说他已经入门，只是不够精深，这又是在帮助他树立信心，这也是一种润物无声的人文关怀。护理之道亦如此。

第三十二则

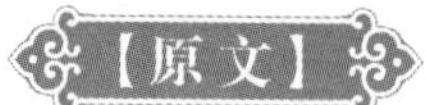

【原文】

子路问政。子曰："先之劳之。"请益。曰："无倦。"

【解读】

子路问管理之道。孔子说："自己先要身体力行带好头，然后让百姓辛勤劳作。"子路请其多讲一些，孔子说："不要倦怠。"

【引用】

在其位，谋其政，管理者当率先垂范，以身作则，当其表率，使身边人在思想上团结一致，行为上齐头并进，无人松懈。作为护理工作者，我们要不断更新知识，学习与掌握新技术，提高自学能力，学习新事物，了解本专业在新领域的发展，在护理领域应有所专长，不断提高自身的专业能力和业务水平，及时帮助同事解决护理疑难问题，凝聚护理团队的力量，营造奋进和谐的工作氛围，在具体的工作中践行"先之、劳之、无倦"的六字标准。

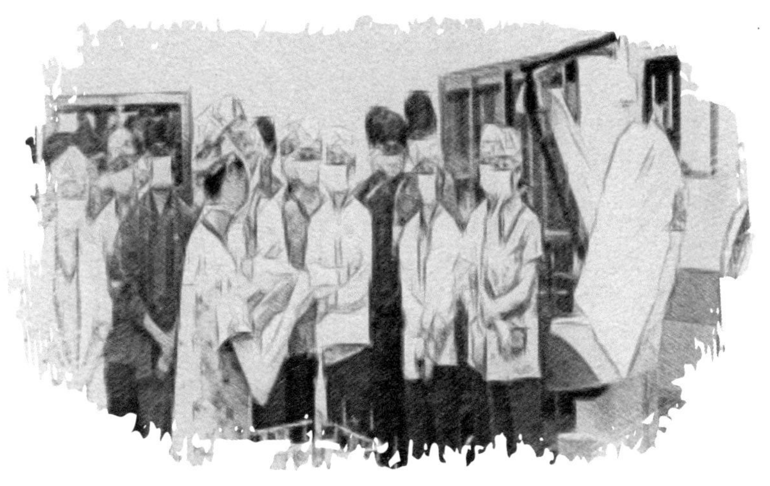

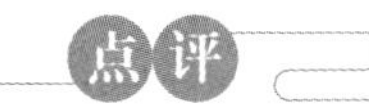

点评

“打铁还须自身硬。”护理管理者应为护理人员起到良好的模范作用，提高自己的专业和管理水平，对团队进行适当监督，对制度外的问题进行高质量的决策，带领团队提升认知，持续不断地精进和学习，帮助护理团队提高护理质量，防止护理不良事件的发生。

第三十三则

【原文】

先有司，赦小过，举贤才。

【解读】

使人们各司其职，原谅他人的小错误，推举、提拔贤能的人。

【引用】

管理之道在于懂得用人之道。“先有司”在于明确职责划分，有利于人们各司其职、各负其责；“赦小过”在于待人宽容，有利于调动人员的积极性；“举贤才”在于德才兼备，有利于合理分配岗位职责。护理管理者在科室是主导力量，工作中以责任护士的资历、工作能力、业务水平等力量配备为原则，合理分配主管床位，实施岗位管理，以整体护理、责任护士负责制的方式落实患者的各项临床护理工作；同时对于工作的落实，要做好督促与检查工作，出现差错时，要分析差错发生原因，并积极主动地与责任护士进行引导、沟通，帮助其解决问题，将差错造成的不良后果降至最低。如此，才能够打造和谐、轻松的工作环境，提升每日护理工作的质量。

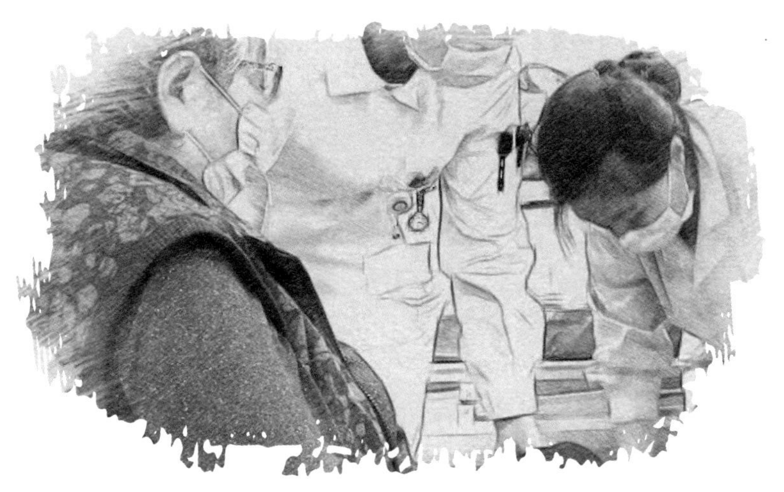

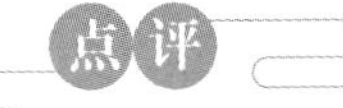

点评

护理管理者应该积极倾听下属反馈，善于剖析自己，乐于听取领导和群众的评价，辩证地对待护理人员在护理工作中出现的错误。护士长若不给护士犯错误的机会，没有容错的能力，就谈不上对人才资源的开发。现代医学的发展日新月异，护理管理者的领导艺术也有待跟进和拓展。

第三十四则

【原文】

其身正，不令而行；其身不正，虽令不从。

【解读】

自身行为端正，不用下达命令，人们就会自觉实行；自身行为不端正，虽下达命令也没有人听从。

【引用】

以身作则，言传身教，才能在团队中形成良性循环，实现有效的“传”。合格的护理管理者，应自身端正，身体力行，做出表率。“身”：指有强烈的事业心与责任感，树立“仪容得当，待人诚恳热情，做事积极、严谨、有慎独精神”的榜样示范；“力”：指不断提高自身的业务能力和专业能力，有自身专长，拥有指导他人解决护理疑难问题的能力；“行”：指坚持以高标准要求自身，做事严谨细致，精益求精。以此赢得团队成员的信任，有利于管理工作的有效开展，从而更好地为患者服务。

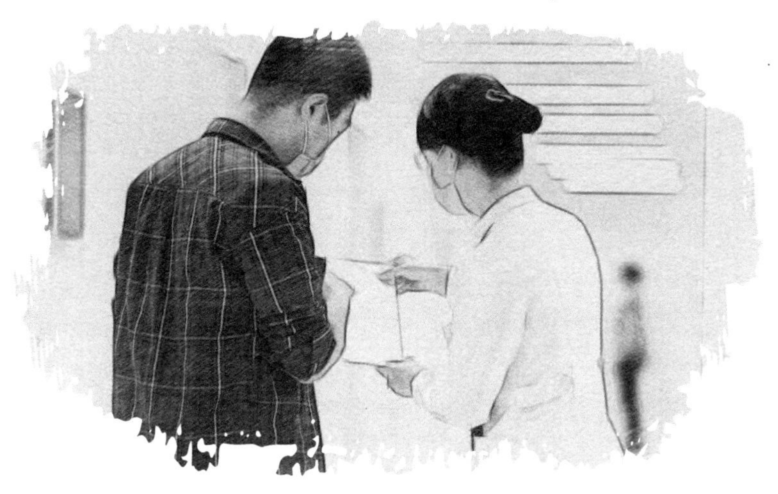

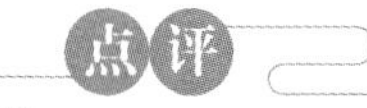

护理管理者作为基层管理者，最重要的事情莫过于以身作则，工作中有实力、有担当、识大体，关心善待护理人员，以优秀的能力成为护理人员的榜样，提高护理管理质量，在确保医疗安全过程中发挥重要的作用。护理管理者不仅要有过硬的专业知识技能，而且要具备良好的管理素养和管理艺术，如此才能最大限度地提升科室的护理水平。

第三十五则

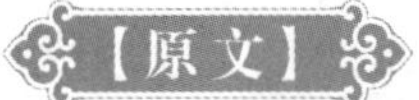

【原文】

近者说，远者来。

【解读】

使近处的人欢悦无怨，那么远处的人也会乐于前来依附。

【引用】

以仁德、仁爱之心对待身边人，才会有人愿意与你交往。作为护理人员，拥有过硬的技术和扎实的业务能力，是患者信任和赞誉的先决条件。我们要始终坚持“以人为本、以患者为中心”的服务理念，不断提升自身的人文素养，用感恩心做人、责任心做事，以专业性和人性化的行为关怀、服务患者，同心协力提升团队凝聚力与幸福感，以仁爱之心赢得好口碑，在人文熏陶、引领下，向构建和谐医患关系的方向勇往直前。

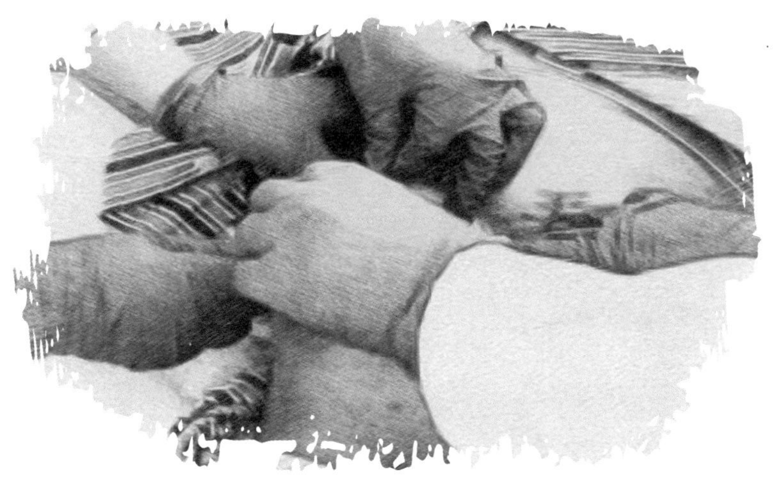

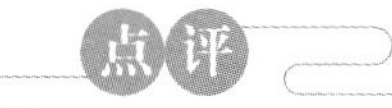

随着人们生活水平的提高，知识结构的变化，加之医疗改革的不断深入，现今医疗行业的竞争日益剧烈。这就要求我们为患者和家属提供优质、高效、贴心的医疗照护，培养专业技术和管理水平双高的人才，融合医院文化，凝聚护理人员的团结力，使护理工作行之有效，打造科室护理特色，增强患者的高度黏性，从而提升医院的核心竞争力。

第三十六则

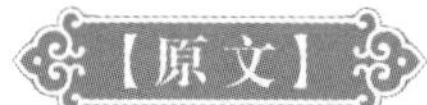

【原文】

无欲速，无见小利。欲速则不达，见小利则大事不成。

【解读】

做事不能急于求成，更不能贪图小利。急于求成反而达不到目的，贪小利则办不成大事。

【引用】

做事不能只图快不求好，急于求成反而做不好事。能力的提升，经验的获取，离不开一点一滴的积累，凡事都要讲究循序渐进，有了量变才会有质变。

对于护理工作者而言，除了具备基本的医学护理知识，还需要开阔眼界，转变固定思维，跳出舒适圈，以解决护理工作中遇到的实际问题为导向，多学习、多思考、多研究。就像普及健康知识一样，我们搭建各类健康知识传播平台，开展反复多次、循序渐进的知识宣讲普及，坚持下去，超过某个限度，大众就会接受改变，从而促进全民形成一种自主自律的健康生活方式。

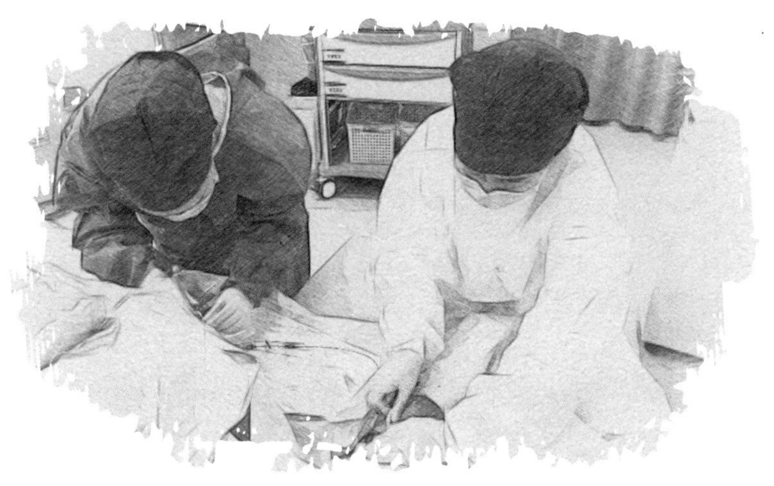

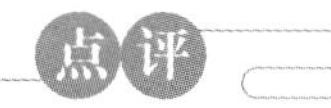

事物发展遵循客观规律，远大目标的实现不是一蹴而就的，健康事业的发展就像长城离不开一砖一瓦的建设。我们需要把浮躁的心沉淀下来，把民生福祉放在工作的力量基点上，从一点一滴的理论知识和一招一式的操作实践等方面提升个人的业务水平，在人才培养和学术研究等方面持续积累，促进学科的发展，不断为健康事业添砖加瓦。

第三十七则

【原文】

切切偲偲，怡怡如也，可谓士矣。朋友切切偲偲，兄弟怡怡。

【解读】

互相帮助、督促而又和睦相处，就可以叫作士了。朋友之间互相勉励督促，兄弟之间和睦相处。

【解读】

和谐是一种状态，是群体处于融洽、协调、包容和良性互动的状态。一个优秀和谐的团队，是通过整体搭配、取长补短来实现整体目标的。作为护理工作者，我们每个人都应基于自己的岗位，立足自己的本职工作，发挥自己的才能，将自己融入整个护理队伍。团结协作，既是对自己负责，也是对护理团队中的其他成员负责，更是对团队本身负责。如此以往，最终可以形成富有积极性、创造性且志同道合的护理团队。

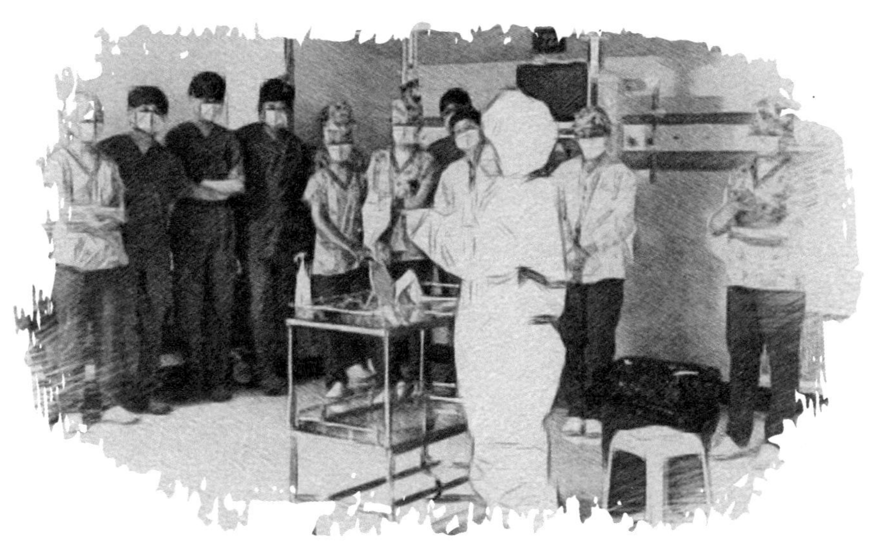

点评

和谐的护理团队要目标一致，成员之间相互帮助，有团队意识，高效率做事，能真诚沟通，自由发表意见，紧密合作，坦诚互信，如此则蕴含强大的力量和生机。这样才能使护士之间相安无事、相互帮助、相互关怀，减少压力，护士便有了愉快的心情，工作热情被激发，其价值才能充分实现。

第三十八则

【原文】

为命，禆谌草创之，世叔讨论之，行人子羽修饰之，东里子产润色之。

【解读】

郑国拟定的外交文件，由禆谌起草，世叔提出意见，外交官子羽加以修饰，最后由东里子产加工润色。

【引用】

完善的环节管理是取得完美结果的必备条件。护理工作是临床工作，其工作质量的好坏直接关系到患者的生命安全。作为护理管理者，我们深入临床一线，督导检查，应发现问题，了解一线护理人员的想法，听取他们的意见和建议，修正护理计划和标准，制定符合当前要求和可执行的措施，持续进行质量改进，提倡人人既是质量的制造者，也是质量的保证者，全程、全面构筑质量管理屏障，保障医疗安全。

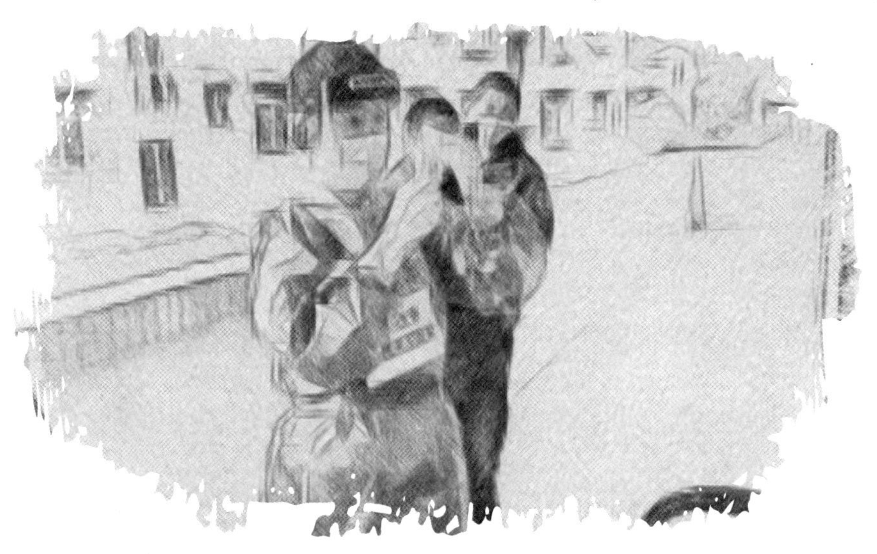

点评

护理人员注重将医学理论与实践的统一作为自身的追求。应充分肯定个人作为主体的能动性，充分重视个体的实践，强调要将保障医疗安全和保障患者安全的核心思想付诸护理工作过程中，全程、全面构筑质量管理屏障。

第三十九则

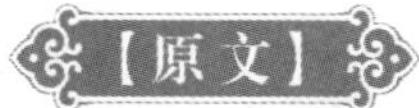

【原文】

君子耻其言而过其行。

【解读】

君子把说得多做得少视为可耻。

【引用】

真正的君子会表里如一、知行合一，常以谦卑、谨慎的姿态无限接近真理。知是行的头脑，行是知的落实；知是行的开始，行是知的完成。护理的本质是维护生命与促进健康，护理质量的好坏直接反映医疗水平的高低。医疗护理人员应肩负起自身的管理职责，在理论上，应加强自身对知识的学习，不断完善自我管理，提高综合素质，以科学务实的方法解决患者的健康问题，保障患者的安全；在操作上，应加强临床工作的安全意识，时刻保持严谨、专注、慎独的工作作风，严格落实临床核心制度，杜绝护理差错事故的发生，保障医疗护理安全。真正做到“内化于心，外化于行，知行合一”。

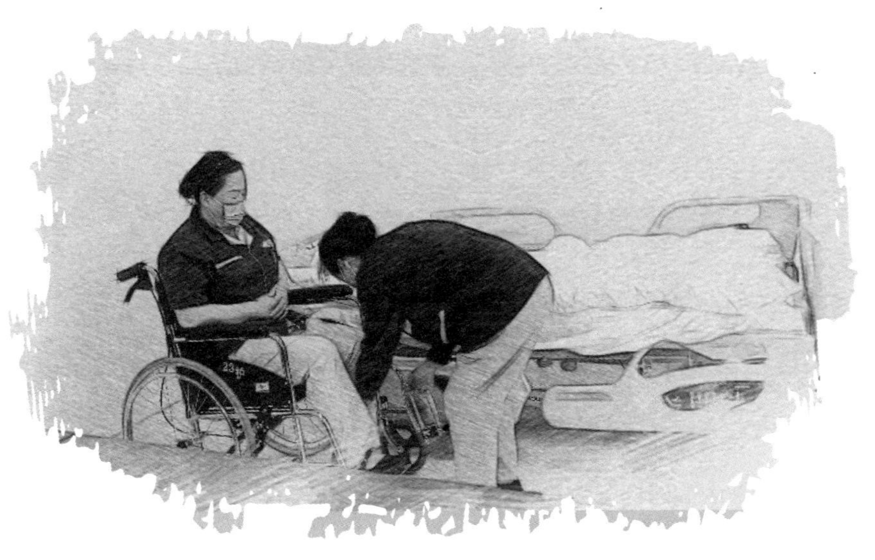

点评

护理人员必须表里如一，以患者的正当利益作为自己的最大利益，行医时必须具备清廉仁爱的精神；必须谨慎小心，认真负责，不辞劳苦，不避艰苦。同时，护理人员要注重将道德理论与医学实践的统一作为自身的根本追求。

第四十则

【原文】

子贡方人。子曰："赐也贤乎哉？夫我则不暇。"

【解读】

子贡议论别人。孔子说："赐啊，你自己达到贤能了吗？我就没有这种闲暇时间去议论别人。"

【引用】

"静坐常思己过，闲谈莫论人非。"要经常反省自己的过失，进而以是克非、以善祛恶。优秀的护理人员，懂得做好自我管理，善于自省——是否在能力上达到德配其位，是否在工作中落实自身的管理职责。懂得宽以待人，对待患者体现人文关怀；对待同事，不随意评论好坏，不区分对待，对人、对事都做到公平、公正，既要看到他人长处，也要帮助其扬长避短。

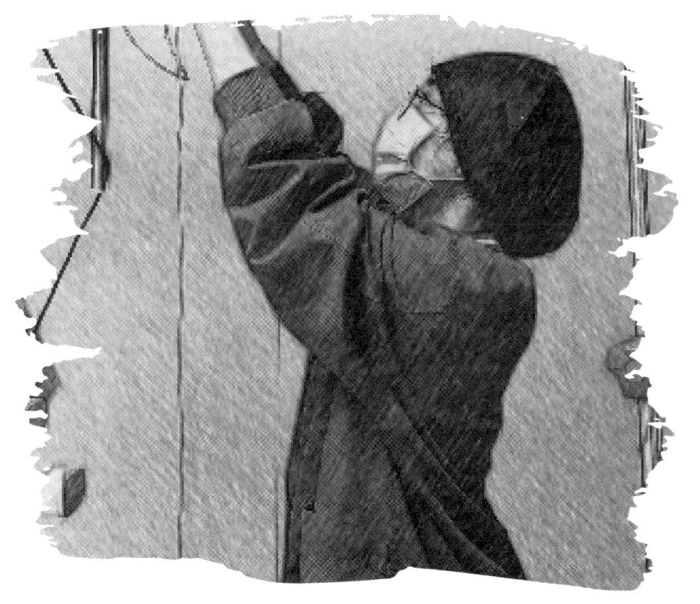

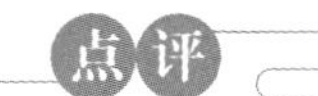

护理人员的行为举止应适度、大方、稳重。护理人员的举止和外表，常常直接影响患者对护理人员的信赖和治疗的信心，影响护患人际关系的建立。不论是在护患关系还是同事间的交往中，个人隐私一律不要触及，患者、同事的个人隐私是受法律保护的，保护隐私是临床护理工作中十分重要的一项制度。平时应注意交谈的地点，维护患者的身体隐私权，不去讨论别人的是非。医护人员进入病房要经过患者同意，不把患者的病情泄露给与治疗无关的人。

第四十一则

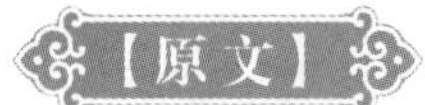

可与言而不与之言，失人；不可与言而与之言，失言。知者不失人，亦不失言。

【解读】

可以和他讲的，却没有同他讲，是错失了应交往的人；不该和他说的，却和他说了，是失言。智者与人交往，既不错失应该交往的人，也不说错话。

【引用】

与人交往，说话是一门学问，和正确的人在对的时间说对的话、做对的事是关键。要想受人尊敬，言语受人重视，除谨言慎行，语言表达还应提炼重点，言简意赅，一字一句要有真凭实据，勿妄言妄语。职场中，说话要注重技巧，做到条理清晰，主题明确，逻辑性强，语言生动易懂；针对不同的沟通对象，要善于利用不同的沟通方式达到良好的沟通，以此维护良好的护患关系、上下级关系和各部门间的关系。

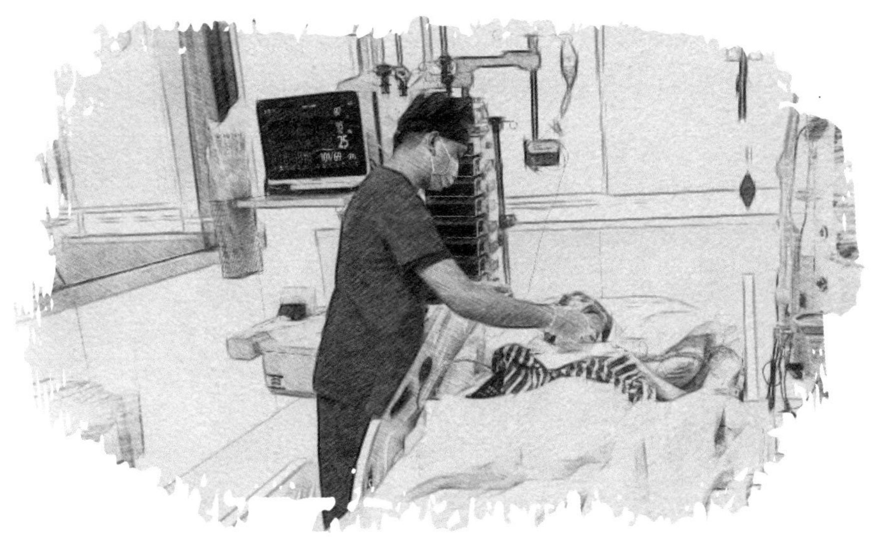

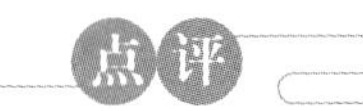

点评

临床工作中，我们一定要懂得说话的方法及艺术，面对患者及家属，哪些话该说，哪些话不能说，心里要有数。如抢救患者的时候，涉及患者隐私的问题，护理人员一旦将之泄露，则要承担相应的法律责任。发现当班或者上一班护理人员的错误，要及时给予补救，不可当着患者及家属抱怨。涉及患者家庭矛盾的话，不可乱说。我们能做的就是尽到自己的职责，给患者做好心理护理及健康教育，安慰患者，维护病房良好的环境秩序；若遇到突发情况，要让病房尽可能在短时间内恢复安静，还患者一个良好的休息空间。

第四十二则

【原文】

君子义以为质，礼以行之，孙（逊）以出之，信以成之。君子哉！

【解读】

君子做事以道义为基础，依礼仪来实行，用谦逊的语言来表达，用诚信的态度来完成。这才是君子啊！

【引用】

所谓君子，应当具备良好的品德和社会责任感，做事遵规守纪，待人谦虚礼让，凡事讲诚信，用平凡的善举传递社会正能量，构建和谐社会。作为护理工作者，我们应时刻谨记南丁格尔誓言，进德修业，将过硬的操作技术和扎实的理论知识应用于临床工作。在护理操作中，我们以慎独精神行事，查对医嘱应严谨仔细，有疑问之处必定核查，确认无误后再执行。在与患者沟通时，我们耐心解疑，想患者之所想，急患者之所急，积极增进医患间的信任，用火热的为民情怀服务于患者，用赤诚的医者仁心守护患者的健康。

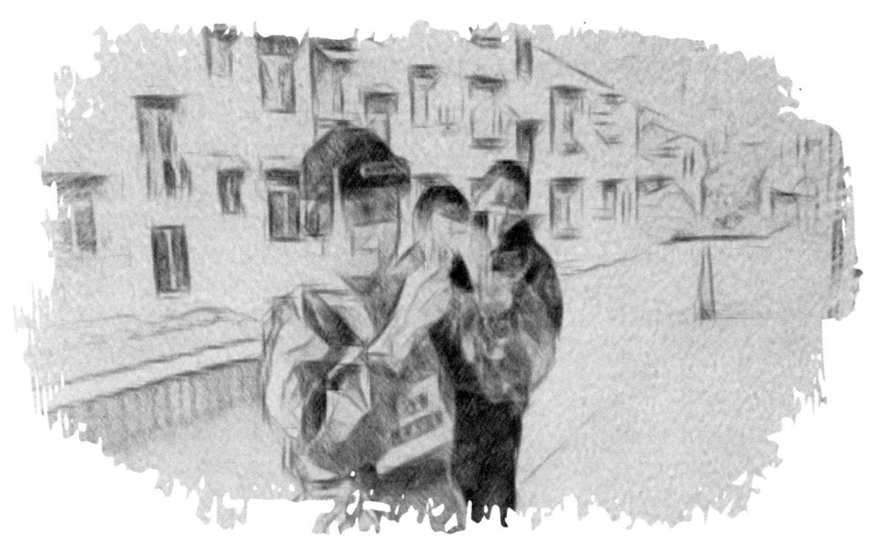

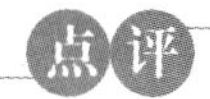

点评

诚信是医疗护理服务的道德支柱，医生、护理人员的信用是医德的支柱，对患者所做的承诺，经真诚地付诸行动予以兑现，以取得他人的认可和信任。护理人员若缺少诚信，便难以使患者信任。护理人员必须严谨、认真地恪尽职守，对社会、对真诚守信，重护德，讲信誉。一旦失去患者的信任，很多医务工作便无法进展，从而影响对患者病情的治疗，对医院、医护人员等也会造成一定的影响。

第四十三则

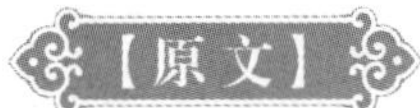

【原文】

君子不以言举人，不以人废言。

【解读】

有修养学问的人不因为某人的一句话说得好就推举他，也不因为某人有缺点错误而完全否定他说的话。

【引用】

一个团队能否凝聚人心，能否有决断力和执行力，很重要的一点在于其能否把真正优秀的人选到重要岗位，让想干事的人有事干，能干事的人干好事。作为护理管理者，不仅要关注整个科室的日常动态情况，也要清楚了解护理人员的工作能力是否与其所在岗位匹配，避免盲目用人；要努力通过多种途径、多种渠道锻炼培养护理人才，提升护理人员的综合技能，不断提高他们的岗位胜任力，建立不同层次的人才梯队，保障临床工作质量安全。知人善任，用其所长，避其所短。护理管理者要充分调动和发挥每一位护理人员的主观能动性，建立良好的人才梯队，保障护理工作持续发展。

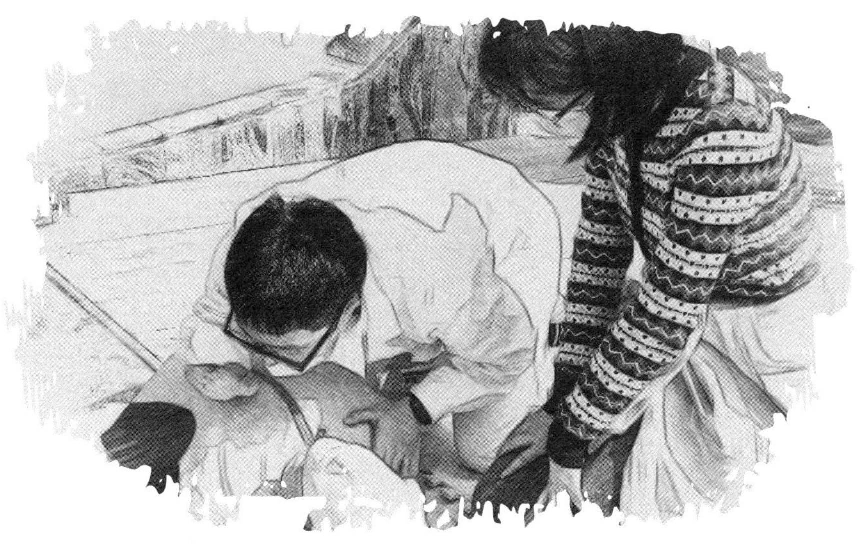

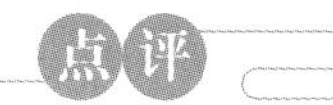

护理管理者在选人、用人方面要做到人尽其才、才有所用，树立人人都可以成才的观念，坚持德才兼备的原则，把品德、知识、能力和业绩作为选人、用人的标准。

第四十四则

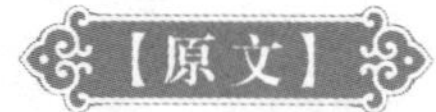

子贡问曰：“有一言而可以终身行之者乎？”子曰：“其恕乎！己所不欲，勿施于人。”

【解读】

子贡问道：“有没有一个字可以终生奉行呢？”孔子说：“大概是恕吧！自己所不喜欢的，不要强加给别人。”

【引用】

所谓仁道，便是勿将自己不情愿之事强加于他人身上，凡事为他人着想，换位思考，胸怀宽广，宽恕待人。作为护理人员，我们要不断加强自身的人文修养，推己及人，耐心地倾听患者的诉求，关心患者的疾苦，关注患者的情绪，了解患者的感受，遵循他人的意愿而后行事，做到宽厚待人、仁爱待人，积极营造良好的医患关系，促进医患间的相互理解，创造良好的执业环境和就医环境。

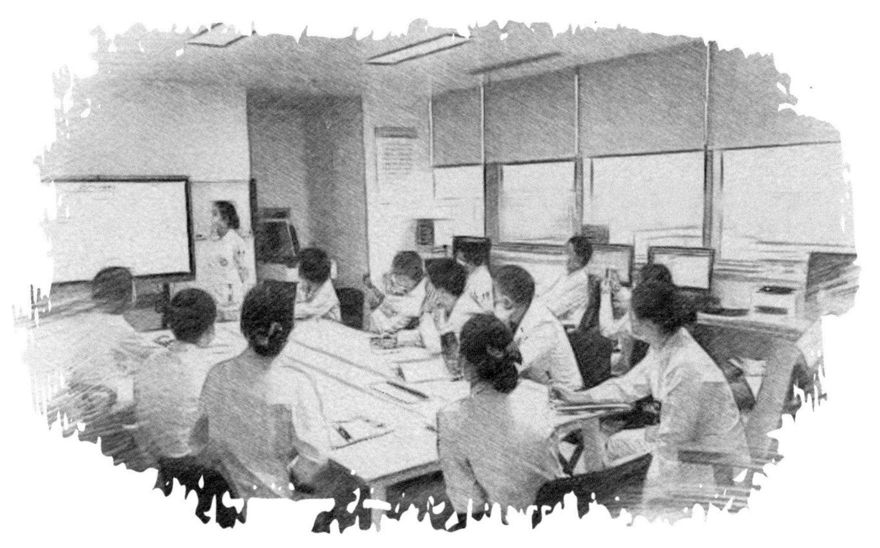

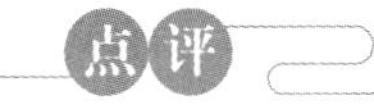

点评

践行仁道的最高境界不仅是“己所不欲，勿施于人”和“人待我何，亦待人何”，而且是能坚守“己之所欲，亦勿施于人”。自己不愿承受的事不要强加在他人身上，自己想做的事更不能强加在他人身上来达成。随着现代医学技术的飞速发展和医疗体制的不断变革，护理人员的工作和心理压力有所增加，其职业倦怠水平明显高于其他职业人群。人性化管理模式是能最大限度地激发和调动人的积极性、主动性及创造性的一种管理模式。宽容的技巧是对弱点的接纳和引导，宽容过失是能认识到“人非圣贤，孰能无过”。

第四十五则

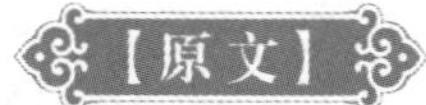

【原文】

君子贞而不谅。

【解读】

君子固守正道而不能不顾是非地讲究“信用”。

【引用】

君子固守正道，这叫贞；不分是非而守信，这叫谅；而“贞”与“谅”矛盾之时，正是君子应深刻辨明之处。职场中，当遵循不伤害原则、行善原则、公正原则、自主原则，而后做出承诺，当诺言不违背原则时，诚然应当兑现，而当诺言违背原则时，应当机立断，终止承诺。对患者有益之事当尽心而为，而对患者无益之事切不可为，诚实守信固然重要，但在行医之路上也应对自身行为多一分约束，行事多一分谨慎。

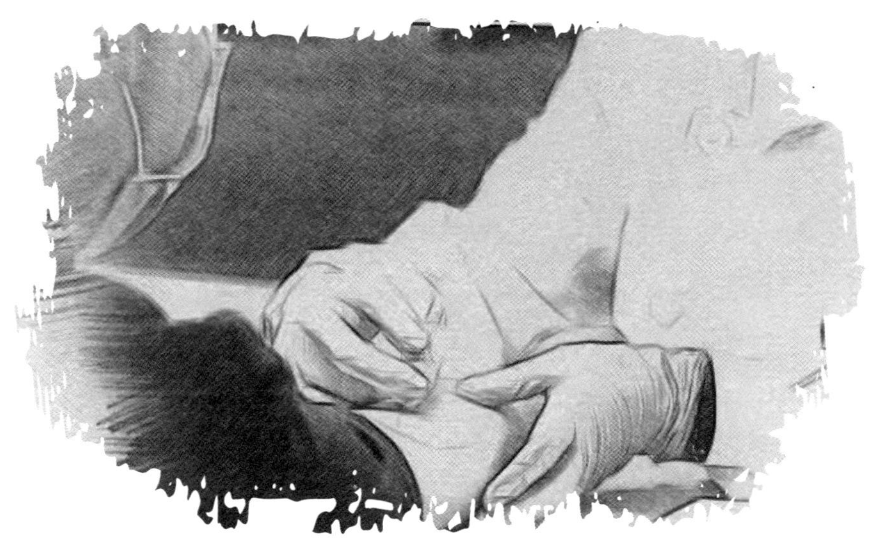

点评

作为临床实践中的护理人员，应当充分理解公正、诚信原则的深刻内涵及要求，树立正确的道德观念，选择良好的护理道德行为，在实践中努力做到公正。从现代医学伦理观分析，公正包括两方面的内容：一是平等对待患者；二是合理分配医疗资源。这两个方面都是当前医疗服务中十分突出也必须解决的问题。护理作为医疗服务的重要组成部分，提供公正合理的服务是护理人员的分内之事。在护理伦理中，公正原则是指基于正义与公道，以公平合理的处事态度对待患者。

第四十六则

【原文】

事君，敬其事而后其食。

【解读】

奉事君主，先当敬其职事，守其职责，把得俸禄的事放在后面。

【引用】

任职做事应先敬事，后敬禄，勿把求禄之心放于先而行事。对待自身职责要敬重，尽心尽力做好自己的本职工作，使自身价值得到最大化的体现。作为医者，保障患者安全为医疗服务之根本，救死扶伤和治病救人为基本职责。我们深耕专业，向患者提供安全可靠、技术娴熟的医疗照护服务，努力实现患者及医护人员“零伤害”的愿景，护佑人民生命安全和身体健康。

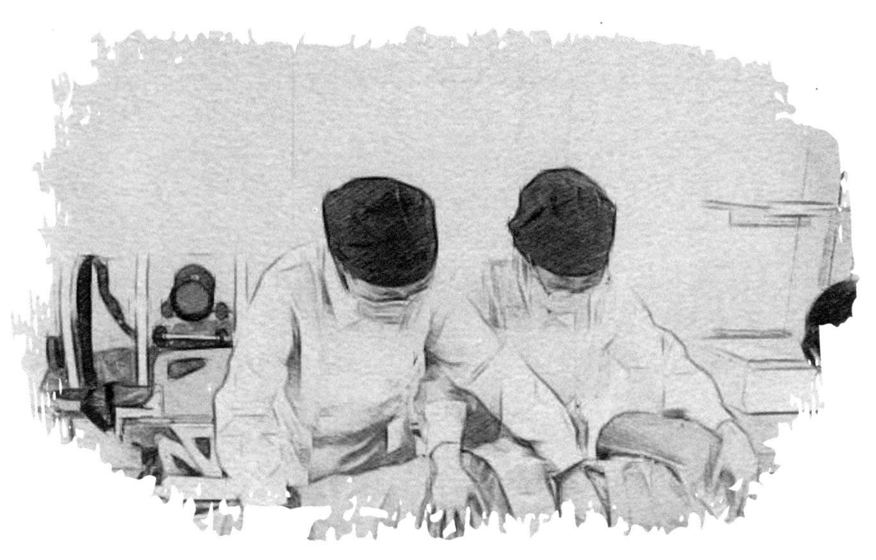

点评

公、私二字，检验作风。护理人员要实实在在地为患者和家属服务，办好事、办实事，存公去私，践行全心全意为患者服务的宗旨，在“公与私、对与错、荣与辱”的界限面前，始终按照党的纪律要求严守阵地，不跨过一丝界限，不放弃一分守候，坚守住心灵的天空。

第四十七则

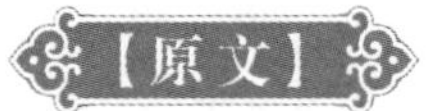

性相近也，习相远也。

【解读】

人先天具有纯真本性且互相之间是接近的，而后天养成的习性差距甚大。

【引用】

人心本善，万物皆备于心，习性的不同皆由所处环境而定。好的环境能使人积极向上，坏的环境则容易使人自由散漫。因此，作为管理者，必须加强自我学习与修炼，成为环境变革的推动者，要不断改善管理风格，体现管理艺术，让自身与成员有着更高的契合度，才能创造出有利于成长的环境，实现长期目标，担当使命，迎接更大的挑战。作为护理管理者，提高责任意识是前提，提升能力是关键，端正态度是根本，让自身行为潜移默化地影响团队，努力营造积极、和谐、轻松的工作环境，树立“以人为本”的管理理念，运用奖励机制等方法激发团队人员的主动性、创造性和自觉性，以此打造一支高效、安全的护理团队。

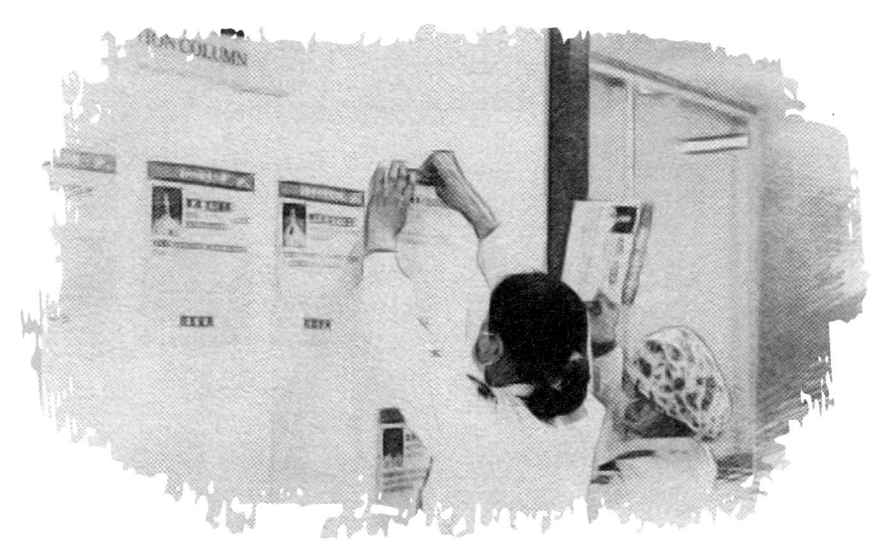

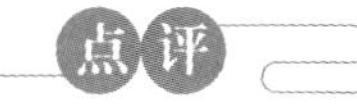

护理人员在学习上应“博观而约取”，更多涉猎以充实自己；在生活上应“将谓偷闲”，做回本来的样子。护理人员在工作中要养成好的习性且更有包容性，在方法上则应更具灵活性。

第四十八则

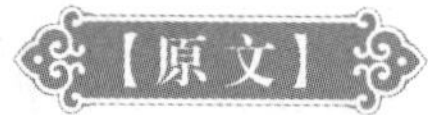

【原文】

博学而笃志，切问而近思，仁在其中矣。

【解读】

广泛学习并坚定自己的志向，恳切提出问题并联系实际去思考，仁德就在其中。

【引用】

“博学而笃志”要求人们在一个领域中，既要有深厚的专业知识，又要有广博的知识，如此才能成为“一专多能”型人才。作为护理管理者，我们以保障临床护理质量安全为核心，善于发现问题、分析问题、解决问题。根据临床工作需求，我们凝聚护理团队的力量，组建具备多学科知识且具有丰富临床护理经验的“一专多能”复合型人才护理团队，深耕临床一线，解决临床护理疑难问题，为护理质量安全保驾护航。

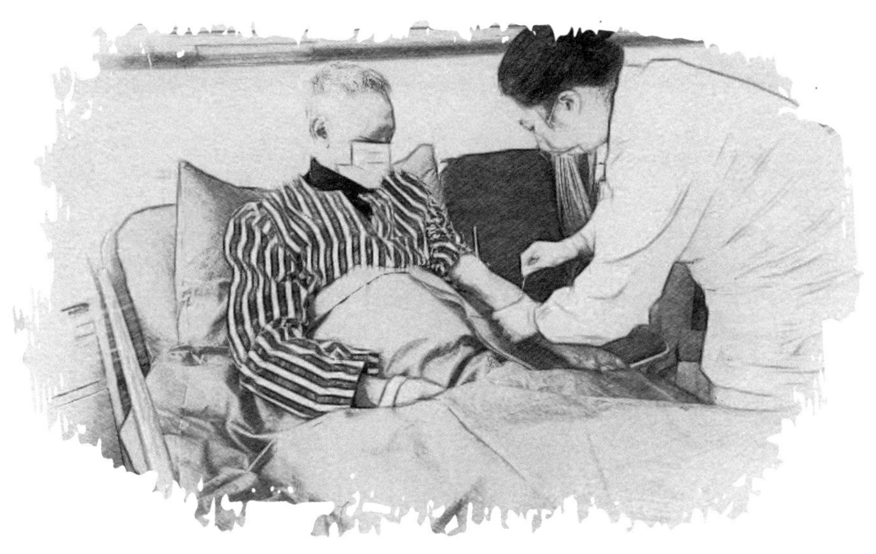

点评

持续学习，敢于思考、善于思考，不断储备知识，扎实根基，坚守仁心，聚焦当下。“一专多能”复合型人才能够更好立足当下，迎接未来，在多方面贡献专业力量，不断提高人们的生活质量，满足人们日益增长的健康需求。

第四十九则

【原文】

小人之过也必文。

【解读】

小人犯错了，一定会找借口、掩饰，文过饰非。

【引用】

生而为人，自会犯错，“知错能改，善莫大焉”，敢于直面错误、改正错误，才是君子所为。护理职业行为的好坏与人类生命息息相关，工作中的每一环节都可能涉及各种各样潜在的医疗纠纷。作为护理人员，应提高对医疗纠纷的防范意识，增强法律意识与医疗安全意识，严格落实各项医疗工作制度，充分落实患者和家属的“知情同意”权，树立以人为本的护理理念，对于错误、过失的发生，要及时上报，及时补救，将危害程度降至最低，善于自省，避免错误、过失再次发生。作为护理管理者，应注重对护理工作的质量把控，对于错误、过失，要及时干预并指导改正，适时召开护理质量管理分析会，总结经验，指出不足，做到及时发现问题、解决问题，消除隐患，防患于未然。

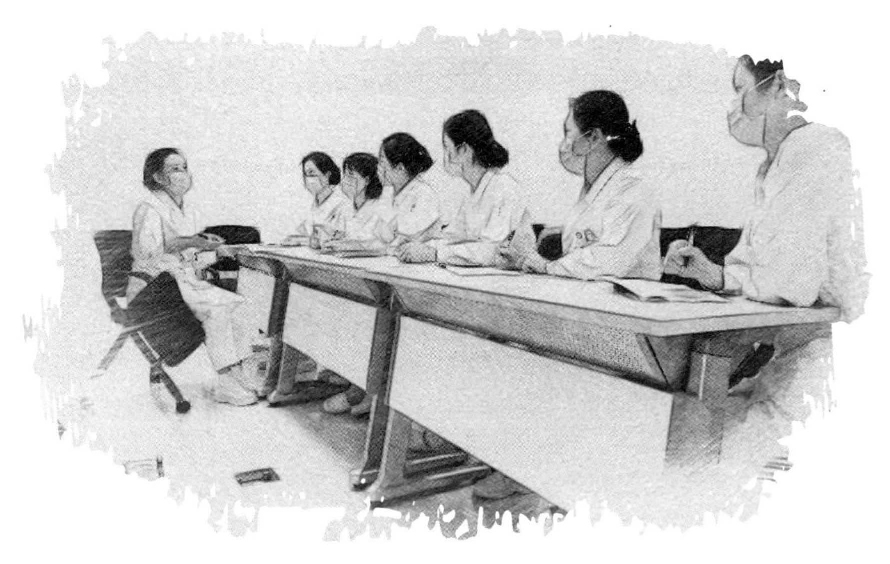

点评

“人非圣贤，孰能无过？”在护理工作中，错误、过失在所难免，护理人员应详细分析原因，及时改进护理工作中的不足，敢作敢当，不推卸责任。护理管理者在处理不良事件时要对事不对人，及时检讨工作流程与制度的有效性，站在护理人员的立场上去思考，善意地谅解、宽容护理人员，帮助沮丧的护理人员恢复自信心，消除其心中的阴霾，让积极的情绪重新回到护理人员身上。

第五十则

【原文】

君子有三变：望之俨然，即之也温，听其言也厉。

【解读】

一个有高度修养的人，会使人感到有三种变化：远看其庄重威严，接触则温和可亲、平易近人，听其讲话言辞义正、宽严有度、原则明确。

【引用】

真正的君子严守忠信、恭谨，喜怒皆不形于色，总是以一种奉献、与人为善的精神和人相处，浩然之气，至大至刚。

我们对待任何一项护理工作，尤其是进行一些无菌技术、有创操作时，必须严谨、庄严、慎独，一丝不苟，从而构建良好的职业形象，给人以可信、专业、严肃之感。当接待患者及家属，与之沟通交流时，态度则要温和谦卑，在向患者及家属传递护理健康知识要点时，要耐心精准地明确表达其重要性、有利性，切中要害，条理清晰，准确到位；同时应顾及患者及家属医学专业知识的缺乏，努力做到与人为善，循循善诱，知行信合一地帮助、指导患者及家属。

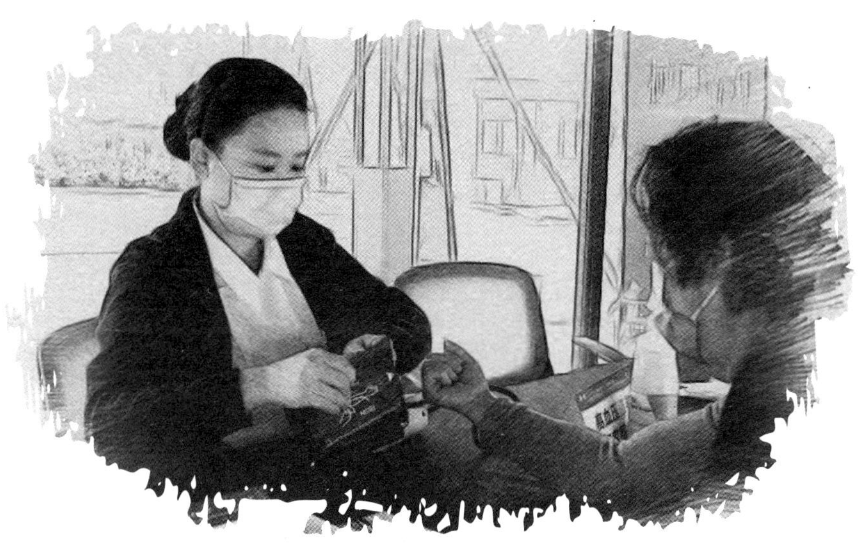

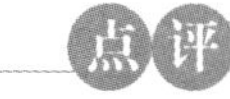

点评

护理工作是一项细致且严谨的工作，在临床工作中，我们以严谨、庄严、慎独的职业精神服务于每一位患者，想患者之所想，急患者之所急，在岗位上运用自己专业的技术和知识帮助患者恢复健康。

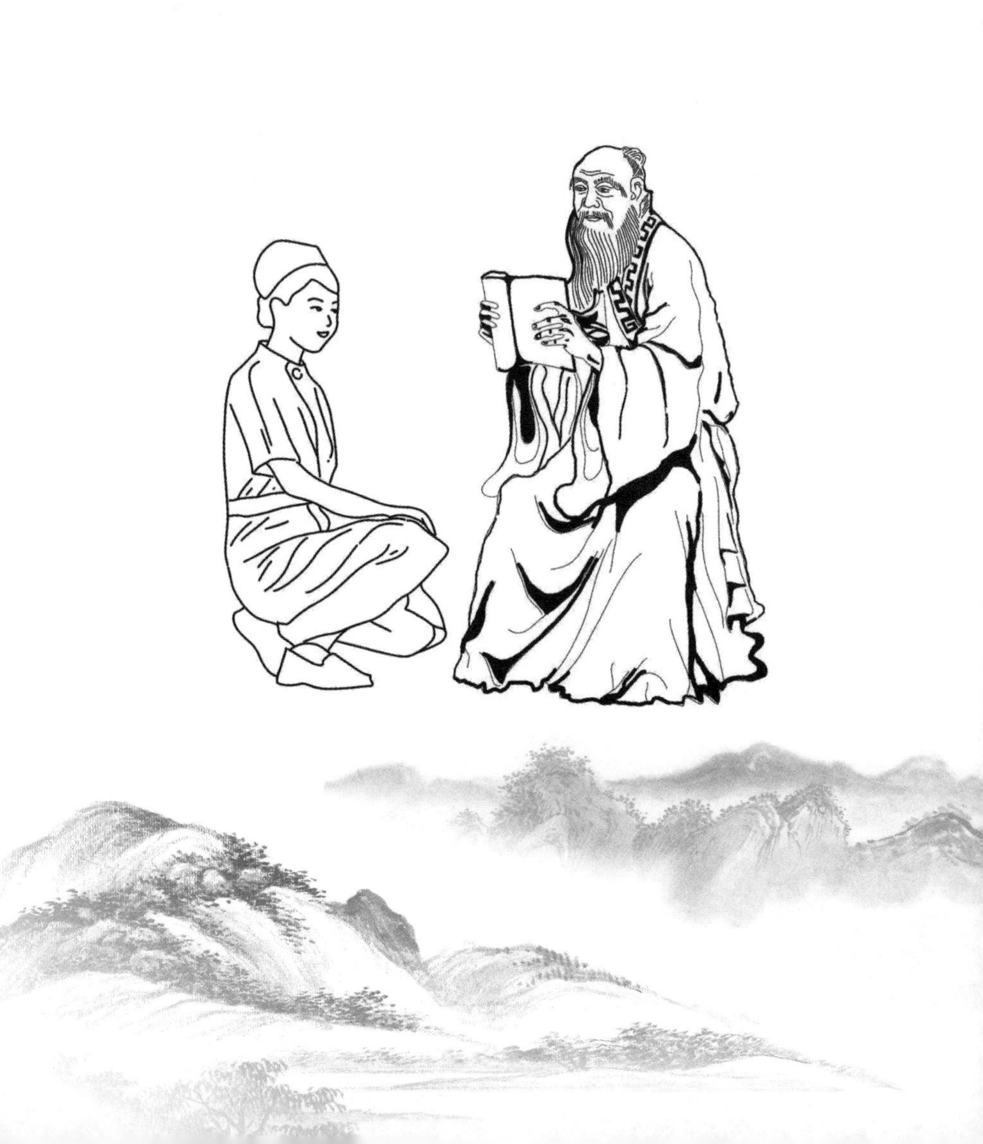

下篇 素之道·《道德经》

节选《道德经》中的经典名句，结合现代医学护理，把人文护理引入对生命科学、自然环境的探究中。

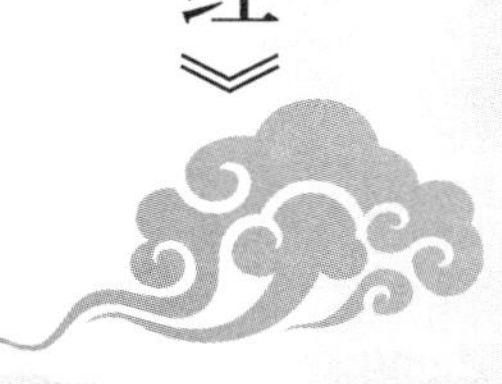

第一则

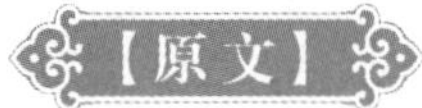

【原文】

道可道，非常道；名可名，非常名。

【解读】

可以用言语描述的道，不是恒久不变的道；可以用文辞说出来的名，不是恒久不变的名。

【引用】

《道德经》中的开篇两句，讲自然界的规律、人生的规律等世间的一切规律都不是一成不变的，是随着环境的改变而改变的，是随着时代的变迁而与时俱进的。正如人类在面对不断更新、变异的细菌、病毒时，只有遵从现阶段疾病产生和发展的规律，总结经验，探索医学科学和生命科学的发展，结合现阶段实际情况，以多视角、多维度、多层面不断解决问题，才能达到生命、自然、社会的和谐统一。

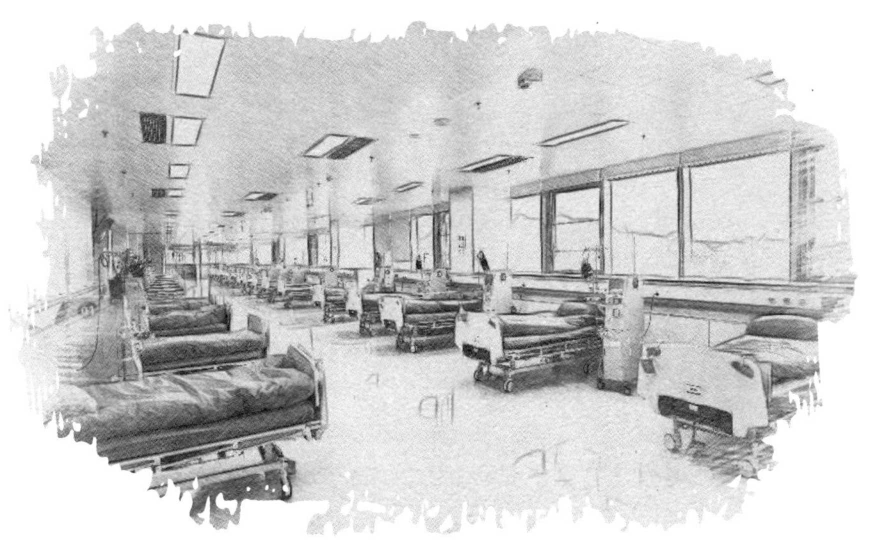

点评

我们遵循护理学科中“以人的健康为中心”的方向，学会透过现象看事物的本质，具备敏锐的洞察力，善于发现问题、解决问题，结合当下人类面对的生命科学新挑战，不断探索创新，以求达到科学与生命、自然的和谐统一。

第二则

【原文】

故常无，欲以观其妙；常有，欲以观其徼。

【解读】

所以常常在不掺杂主观意志、揣测妄想的情形下去体会“道”的奥妙；又在积极思考和探索的情形下，通过对万物的观察感悟、体察“道”的有形表现。

【引用】

人生是一场“道”的修行，面对各类凡尘事物，应具备超脱世俗的眼界和深入求索的精神。不忽视对事物发展大方向的把握，也要从实践中累积对事物本质的具体认知，方能运筹帷幄、游刃有余。现阶段，我们以高度的文化自信推动中医药发展，把长期在发展中积累的健康养生文化，深深融入人们的日常生活中，这正凸显了中医药学倡导的“大医精诚”“仁心仁术”。这一有形载体，把医学中生命至上、厚德载物的人文精神作为“道”的有形表现。

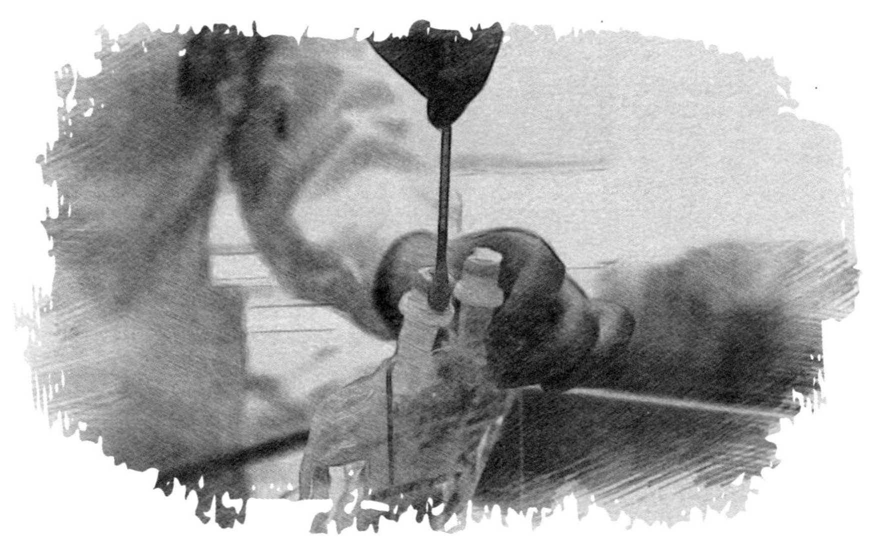

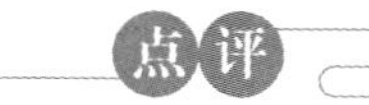

点评

“观”，不是简单的观，不是用眼睛看才是观。眼睛看是“看见”，可以叫“见”；而透过精神来体验，可叫“观”。用精神关照，用心体悟，比用肉眼看要明白得多。

第三则

【原文】

天下皆知美之为美，斯恶已；皆知善之为善，斯不善已。

【解读】

若天下的人都知道美之所以为美，与之对立的丑的定义便显露出来了；若天下的人都知道善之所以为善，与之对立的恶的定义便被确定下来了。

【引用】

“贵以贱为本，高以下为基。”世界中的万事万物总是有着错综复杂、千丝万缕的联系，它们相辅相成、相互依存、互为因果，在一定的条件下，对立事物之间可以相互转化。如果只是从自我的立场出发，简单随意地定义善恶好坏，孤立、静止地看待事物的发展，便有可能出现盲人摸象、以偏概全等看不到事情全部真相的情况，所以不要怀着狭隘的分别心随意地比较和“贴标签”。如此，可使我们的家庭和社会更加和谐。

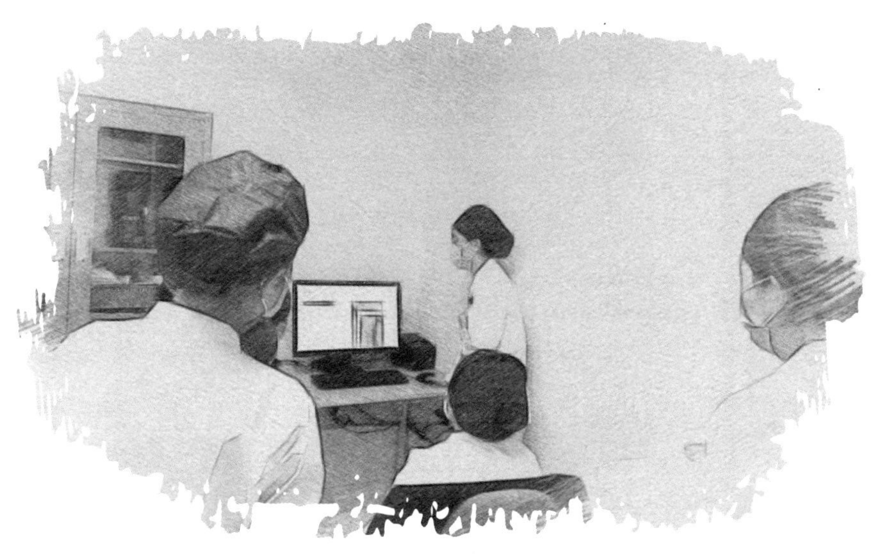

点评

“有无相生”的辩证智慧包含了正反两个面的奥妙，并且“有”和“无”在一定的条件下可以相互转化或相互贯通。人类社会使用先进的科学技术不断改善人们的生活质量，提高人们的生活品质，但与此同时，科学技术又反过来影响着人类社会——像一把“双刃剑”。若不能将科学技术与自然相互转化，合理利用，做到有所为、有所不为，必定给人类社会带来消极后果。

第四则

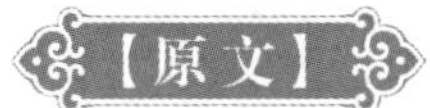

【原文】

故有无相生，难易相成，长短相较，高下相倾，音声相和，前后相随。

【解读】

“有”和“无”互相对立而产生，困难和容易互相矛盾而促成，长和短互相比较形成，高和下互相对照有分别，音和声由于对立显得和谐动听，前和后彼此排列而有顺序。

【引用】

自然界中的万事万物，彼此之间皆相互对应而依存。人类是自然界中的一员，具有超然的智慧，能够对我们所处的自然界进行较大程度的改造而使之适宜生存，但我们不能陶醉于对自然界过度的开垦利用，此举易破坏统一共生。现今医疗行业的快速发展，使人类解决了一个又一个医疗难题，提高了人们的生活质量，延长了个人健康的全生命周期。但与此同时，其产生的医疗废弃物所造成的环境污染、生态破坏，也让人类付出更多以修复生态环境。人类只有做到与自然相互依存、和谐共生，才能更好地生存与可持续发展。

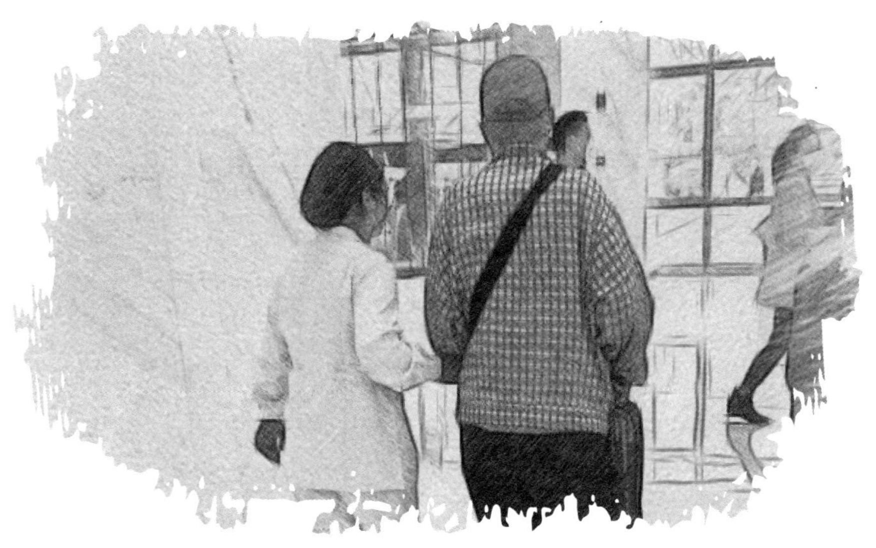

点评

生态体系应是一个供给与需求平衡的良性循环，生态环境保护和医疗行业发展是辩证统一、相辅相成的，人类社会从自然界中持续地获得自己想要的医疗资源，若不对大自然进行保护性的反馈，必定会造成生态失衡，进而引起生态环境改变。人类社会在不断的发展中，只有坚持系统观念，从保护生态环境的生产方式、生活方式出发，才能实现人与自然和谐共生的可持续发展。

第五则

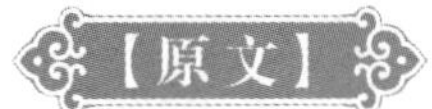

【原文】

是以圣人处无为之事，行不言之教。

【解读】

因此圣人不执着于某种行为方式，用无为的观点对待世事；不执着于某种思想观念，用不言的方式施行教化。

【引用】

“草不谢荣于春风，木不怨落于秋天。”万物兴衰更替皆为自然。团队的发展也自有规律，优秀的管理者应该是不役于物、不为自己而为的“表率者”和“引导者”。遵循规律，顺应形势，不夹杂个体偏好，不过多地指手画脚、行扰民之事和说教，做人做事怀至善之心而润物无声，可使得纷繁复杂的问题迎刃而解。

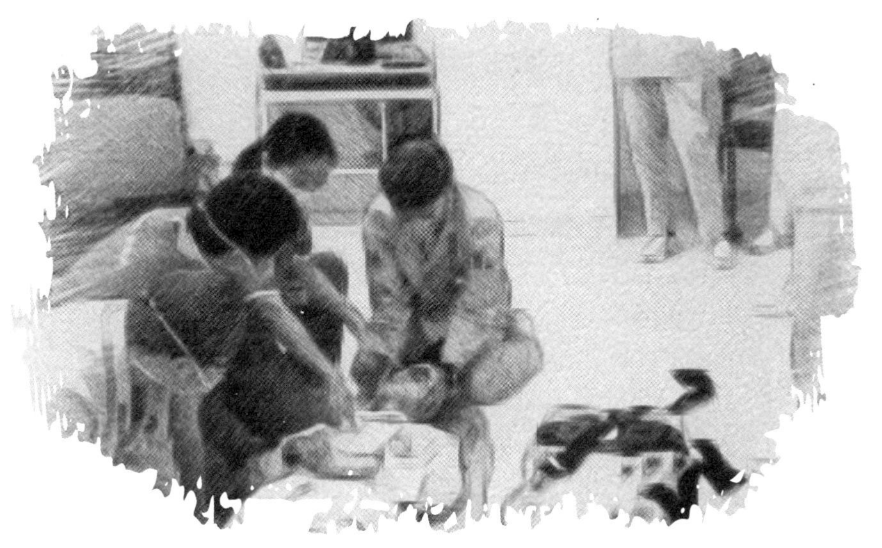

点评

缤纷的颜色构成了这个多彩的世界：红色彰显着热情，橙色彰显着激情，蓝色彰显着淡雅，白色彰显着纯洁……世界之所以五彩缤纷，是因为有这样广纳百川的气度，如此才能形成华丽的景象。作为常人，我们做人做事不应执着于一种认知观念，要遵从事物发展规律，不夹杂个体偏好，常怀至善之心，遇到问题方能迎刃而解。

第六则

【原文】

万物作焉而不辞，生而不有，为而不恃，功成而弗居。

【解读】

让万物兴起而不加以干预，生养万物而不据为己有，竭力作为而不自恃己能，大功已成而不居为己功。

【引用】

“功成不必在我，功成必定有我。”团队组织的发展不是某个个体促成的，而是需要自上而下每一位成员的团结奋斗及辛劳付出。如果团队成员尤其是管理者不居功自傲，不用成绩裹挟团队的发展，则可以在很大程度上提升团队的黏合度和竞争力。作为组织和团队，则需要分外珍惜团队成员的“功成而弗居”，尽力为其创建良好的工作保障和薪酬体系，使得这种良好的氛围和局面进一步良性循环，产生更好的效益。

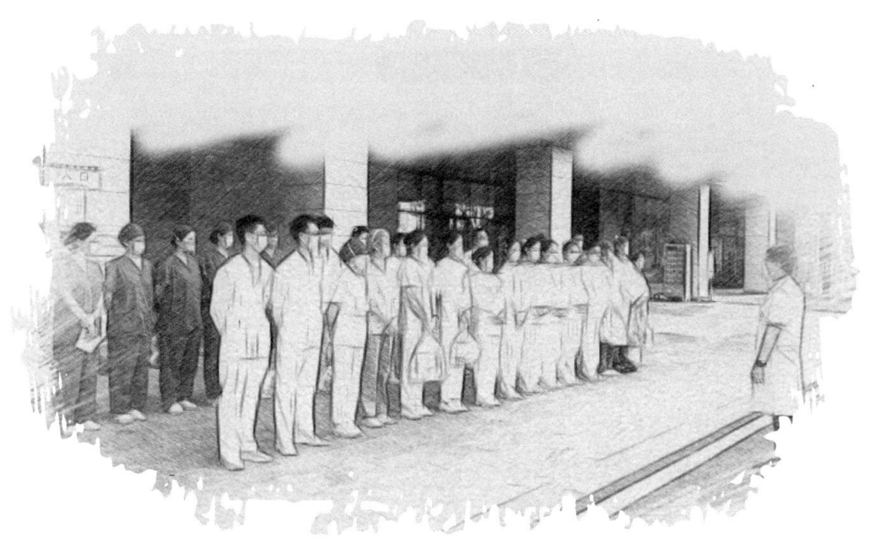

点评

优秀的管理者在管理团队时，要有大局观和系统性思维，要着眼于团队整体发展，善于发现问题和短板，着手制定一系列吸引团队成员的磁性举措，搭建多样化的平台，让他们发自内心地将全部热情投入工作，创造属于自己的一片天地，去实现更高的目标。这既是一种正面反馈，也是一种良性循环。

第七则

【原文】

道冲，而用之或不盈。渊兮，似万物之宗。

【解读】

道的运行无形无象、无穷无尽，永远没有盈满的时候。它渊远深奥，像是万物的源头和宗主一样。

【引用】

《道德经》描写的“道”是不可见的虚体，就像人体的“元气”，若有似无，却能充盈于四肢百骸，使得活力无限，生生不息。许多事物都与“道”的特征相符，比如“学识”，那么一个人怎样才能算有学识呢？这并不完全依赖于读过的书或者家中的藏书有多少，只有让自己学到的知识活起来，虽然冲而未满，但是用之不竭，那才叫学识。护理人员学到的解剖、生理、病理、心理、基础护理等理论知识是非常多的，虽然远远不能将所有医学知识穷尽，不过只要能将其在护理实践中融会贯通、灵活运用起来，便会有不断创新的基础，同时可以使工作开展更得心应手。

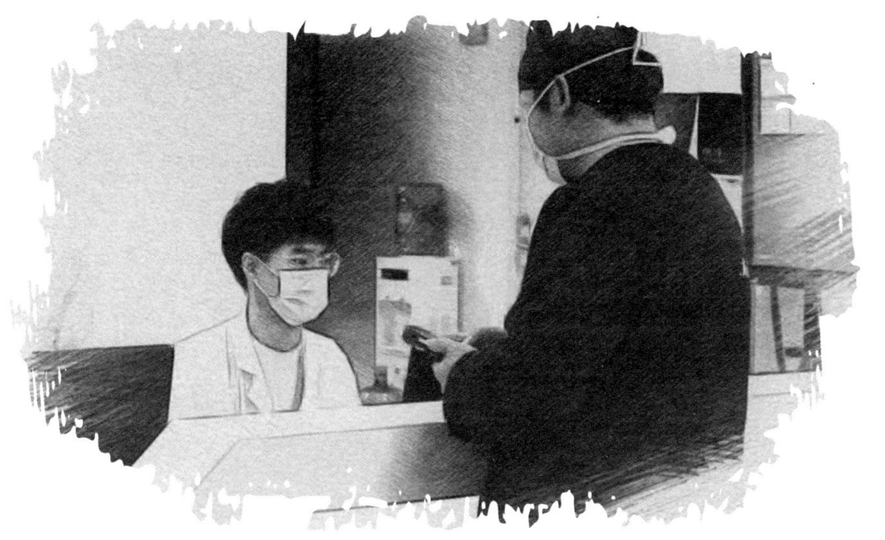

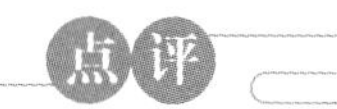

作为护理人员，践行南丁格尔精神的最好方式就是用毕生所学的知识去照护每一个身心有疾病的人，通过专业的生理、心理照护，实现人文与科学的统一，从而获得身心的健康和生命的圆融。

第八则

【原文】

挫其锐，解其纷；和其光，同其尘。

【解读】

那种不可一世的锐气及浮躁情绪被挫消了，一切与我无益的纷乱都得以消除；摒弃那种张扬外显的心态，代之以不露锋芒人生态度。

【引用】

生命的宽度取决于心灵的亮度，生活的质量取决于人生的态度。我们不断对生命、自然加以科学的认识和了解，不断消磨认识锋芒的片面部分，接受认识上的意见分歧，海纳百川，融合各种观点，最终形成共同的、可持续发展的科学性观点。面对大千世界、天下事物，譬如如何做到“大健康”“大护理”，要有淡泊平和、谦卑于自然的心态，消释自身亢奋之锐气，解除心灵的桎梏，与天地自然和同一体，方能身心如水般清澈透明，回归自然状态，永葆勃勃生机。

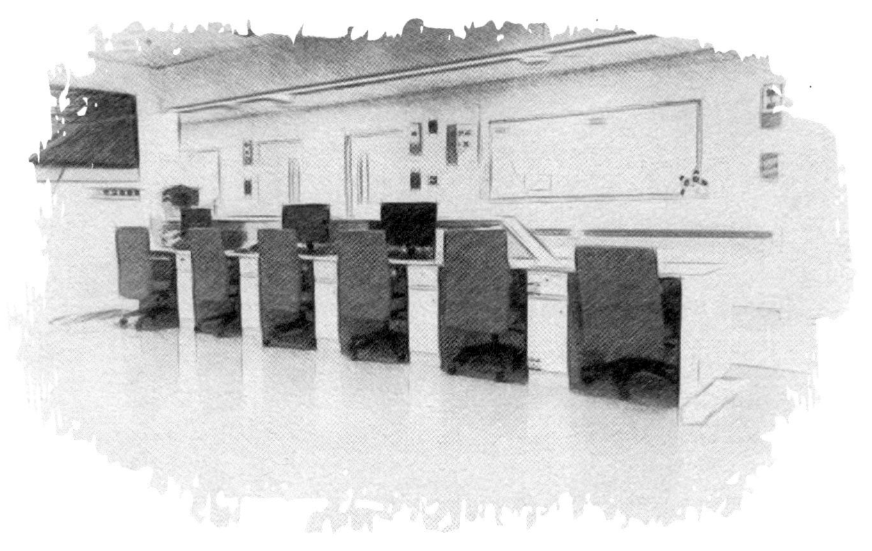

点评

人类社会是自然界的一部分，之所以得以延续，是因为人类不同于其他生物，其拥有善于思考且能对自然界进行改造的能力。在改造的过程中，要善于接纳新事物，懂得保持自然界生物的多样性，使其变得圆融、有序，这样整个世界才能达到自然与社会的和谐统一，变得生机勃勃，得以持续发展。

第九则

【原文】

天地不仁，以万物为刍狗；圣人不仁，以百姓为刍狗。

【解读】

天地是无所谓仁慈与偏爱的，它对待万物就像对待刍狗（草扎的小狗形祭品）一样平等；圣人也是无所谓仁慈与偏爱的，它对待百姓也像对待刍狗一样平等。

【引用】

“天行有常，不以尧存，不以桀亡。”万物相生相克，自然而然地演变转化，是你中有我、我中有你的矛盾复杂体，不是非此即彼、非黑即白的两极所能概括完全的，过于执着追求极端的“仁”，反而可能会催生假借仁义招牌的极端“不仁”之事。而天地和圣人都不感情用事，不刻意为“仁为”“求仁”，对待万物和百姓一视同仁，任其自然发展，并不妄加干预，无所偏爱，公正无私。

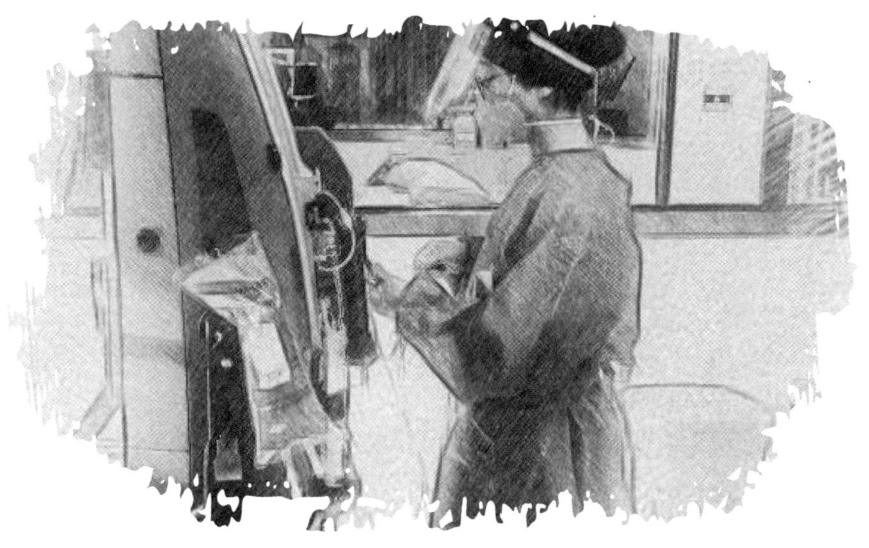

点评

天地万物运行自有其法则。看待事物回归客观本身，不对事物投射好或坏的常规思维，同施仁爱，无差别地对待，一视同仁，不分厚薄，不过度打扰、无畏折腾，才能为其留出舒展自然的发展空间。

第十则

【原文】

天地之间，其犹橐籥乎？虚而不屈，动而愈出。

【解读】

天地之间，不正像一个大风箱吗？虚空而不坍塌，越动出来的空气越多。

【引用】

风箱在不用的时候貌似空无一物，但正因为其虚空通畅，所以能运气生风、功用不竭、不会塌陷，一旦拉动却又有不可忽视的力量。人文护理也暗合此道，而护理工作者就像是拉动风箱的人。我们应认识到人不仅是物质生命的存在，更是充满爱与智慧的灵性的存在，医学技术能起到的作用始终是有限的，在对患者提供生理救治的同时，还应兼顾对其精神世界的深切照拂。虽然人文护理看似并没有具体的形态，但一旦拉动人文护理的风箱，就会创造出许多关于生命和健康的惊喜，甚至奇迹。

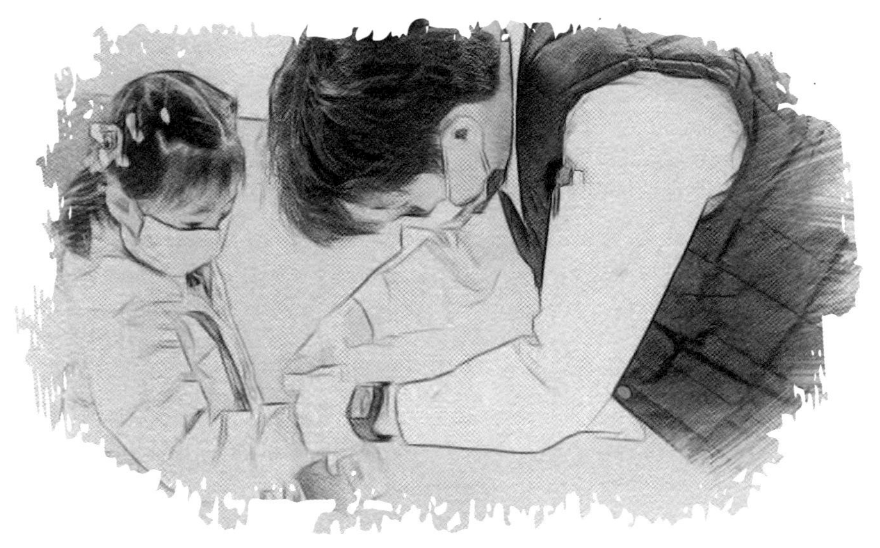

点评

苏格拉底曾说过，知晓的越多，越感觉自己无知。人类社会在历史长河的发展中，只有敬畏知识，敬畏生命，敬畏自然，树立坚强的信念，淡化物欲，潜心钻研，开拓新领域，才会创造出关于人与社会、自然的奇迹。

第十一则

【原文】

玄牝之门，是谓天地根。绵绵若存，用之不勤。

【解读】

微妙的母体空间，就是天地生成的根源。空间绵绵不绝地存在着，其作用是无穷无尽的。

【引用】

自然通过漫长的演变，孕生万物，演化生命。世间万物从来不是骤然而生，而是绵绵不绝、在若存若亡的状态下慢慢衍生出来的。我们与自然是相互联系、相互依存、相互渗透的，人由自然脱胎而来，其本身就是自然界中的一部分。我们应当顺应自然规律，按照自然赋予我们的能量而生活。用道之道，就在于静心、休闲、守正，这样才可能达到“天人合一”的境界。我们应该以休养保健为主线，以现代医疗为辅助手段，不断提高人们的健康水平和幸福感受。

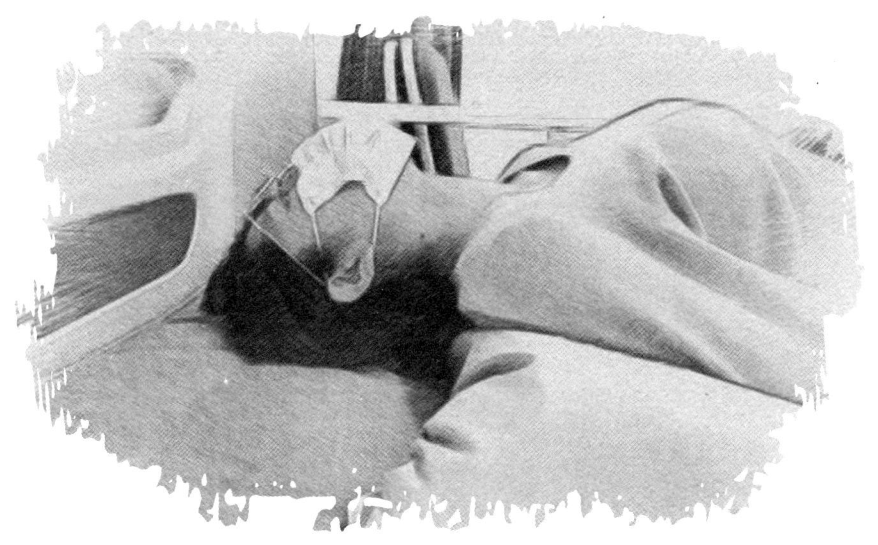

点评

辩证的唯物主义自然观的基本观点是：自然界的一切物质都是按照其内在的固有规律而运动、演化、发展和灭亡的。人、自然、社会是可以协调发展的，我们倡导以疾病预防为主、治疗为辅的现代卫生医疗总方针，正是顺应了事物发生、发展的规律。

第十二则

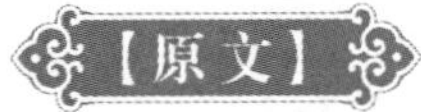

【原文】

天长地久。天地所以能长且久者，以其不自生，故能长生。

【解读】

天地能够长久存在。天地之所以能长久存在，是因为它们不为了自身的生存而是自然地运行着，所以能够长久生存。

【引用】

天地长存的原因在于天地无私，只求万物的利益，而人的生与死是相对的，人常希望得到永恒的生命，也常恐惧走向死亡，为此我们应该具有一种精神境界：能够抛弃私心，处后居下，先人后己，从而获得思想上的长久。医学道路艰难，选择医学之路若只是为了自我谋生，那便不会长久。学医者，当存挽救世人之心，要明白医学是为了解除人类之病痛，助健康之完美，只有真正出于热爱，才能做到急患者之所急、想患者之所想，才会甘于为医学事业奉献终身。

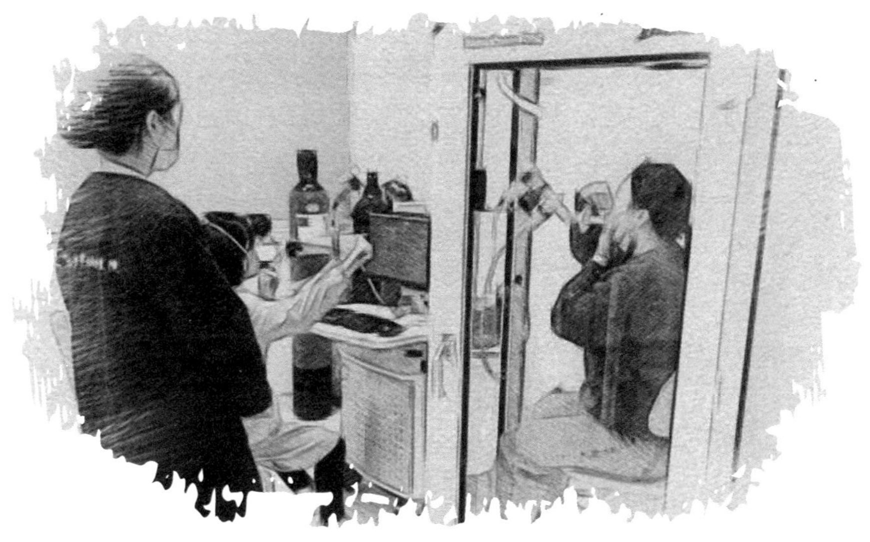

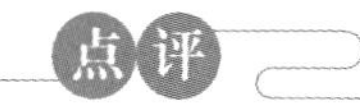

天地长存的原因在于无私，他们的发生、发展都是自然而然存在的。医学之路需要医者存挽救世人之心，解除人类的疾病痛苦，促进人类的健康发展与天地万物的共生共存。

第十三则

【原文】

是以圣人后其身而身先，外其身而身存。非以其无私邪？故能成其私。

【解读】

圣人谦卑退让反而能居人先，将自身置之度外反而能保全自身。这不正是因为他们无私吗？所以他们反而成就了自己。

【引用】

圣人总是心怀大我，不以自身的利益为重，常常谦退，将自身利益置于众人之后，也正是因为他的谦退与不争，才更有利于大家的共同进步。为人要学会放下自己的私利，心胸宽广，忘记自己的利益，去为众生做事，用心服务大众，当你做到无私忘我的境界，就不会患得患失，收获的便是内心的富足，这就是无私者成其私。甘于奉献源自医者对事业的责任与热爱，既可保障人类健康，也使自身治病救人的职业价值得以升华，而奉献精神使其迸发出的创造力、凝聚力、感召力，正是当今广大医护人员职业尊严的基石，也是推动健康中国建设的强大动力。

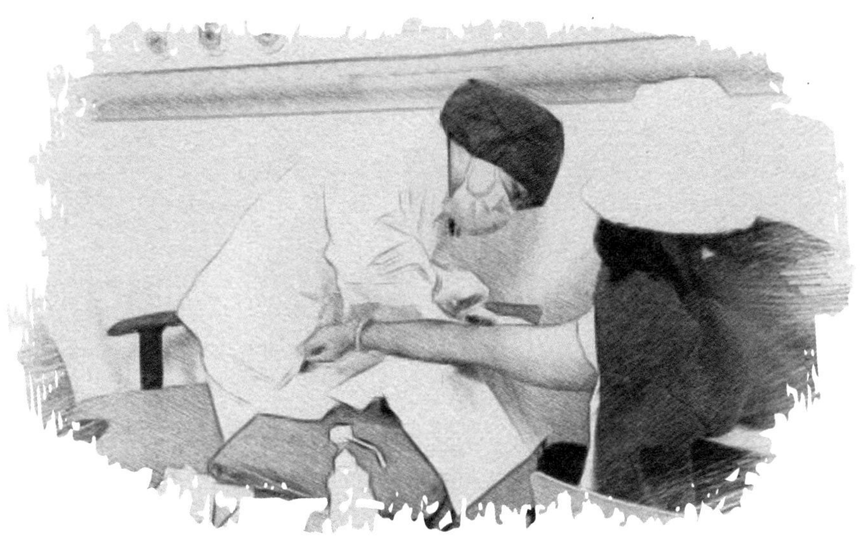

点评

谦卑是一种态度，也是一种涵养。真正的谦卑是认识到人类作为宇宙万物的一部分，在宇宙中是微不足道的。常怀为众生做事之心，服务大众，不患得患失，当能达到无私忘我的境界。

第十四则

【原文】

上善若水。水善利万物而不争，处众人之所恶，故几于道。

【解读】

善的德行就像水一样。水滋润万物却不与万物相争，它总是停留在众人不愿去的低洼之地，这种品德，最接近于“道”。

【引用】

水之善在于其有利于万物而安然守静，不愿与之相争，甘愿处于世间万物所厌恶之地。水是人类赖以生存的必要条件，正是由于无处不在的水，人类才能过着安乐、舒适的生活。而医者之善在于秉承了水的坚韧与灵性，在物欲尘世中坚守着医疗净土，承生命之重，即使面对未知病毒，即使受他人质疑，也敢于不顾一切，迎难而上，从不居功自傲，始终怀揣一腔热血，牢记救死扶伤的职责，献身医学事业，为守护人类健康而无私奉献。

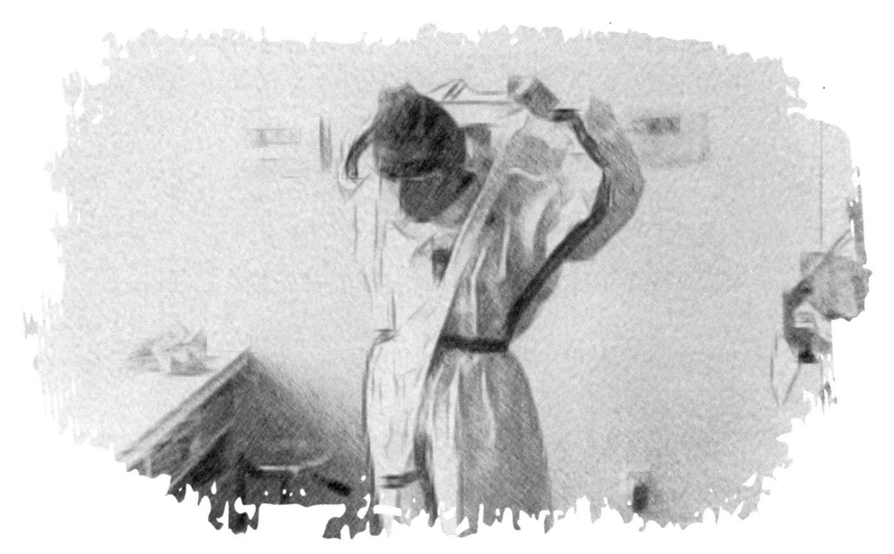

点评

好的修为应如水一般，有水善利万物而不争的豁达，能上能下、能屈能伸，既要有做事行云流水、百折不挠的精神，又要有随环境改变而改变的适应能力，包容万物，却柔而有骨，对固守信念执着追求，不懈努力。

第十五则

【原文】

居善地，心善渊，与善仁，言善信，正（政）善治，事善能，动善时。

【解读】

善于选择恰当的居住处所，善于保持沉静而深不可测的心胸，善于真诚、友爱、无私待人，讲话善于恪守信用，为政善于有条有理，办事善于发挥能力，行动善于把握时机。

【引用】

做人应低调谦卑，内心沉静而不争，做事择善而从，与人为善。善心善行，这便是君子为人处事之道。在现代社会快节奏的背景下，人们可能会在步履匆匆中淡忘自己的初心和坚守，如此则更需要我们加强自我修炼，具备善良、诚信、智慧的优良品质，学会尊重、包容他人，消除纷争、化解矛盾；做事时要善于把握时机，在力所能及的情况下全力以赴，坚定自己的内心；做到与他人和谐相处，与自然和谐共存，最终在各自的领域实现自我价值。

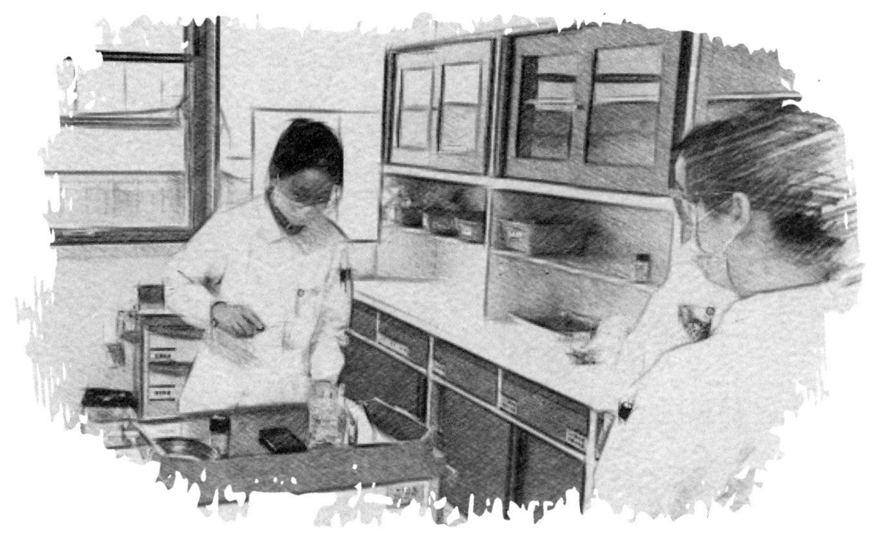

点评

做人做事要低调谦虚，这样会一次比一次稳健，一次比一次优秀。对生活要充满热情，把挫折当成垫脚石，以积极主动的心态应对，定会有意想不到的收获。

第十六则

【原文】

持而盈之，不如其已；揣而锐之，不可常保。

【解读】

执持盈满，不如适时停止；显露锋芒，锐势难以保持长久。

【引用】

做人不能过于自满，要明白“满招损，谦受益”的道理。凡事要讲究一个度，任何时候都要懂得适可而止，万事有度。盛而不满，可以不溢；不露锋芒，可以长存。做到知进退、晓得失、通节度，才是大进、大得、大利的成功之道。现今，随着生活水平的提高而依靠盲目进补维护健康，或是追求极致身材而盲目节食等都是适得其反的行为，应使之在医者的专业指导下，掌握生命的活动规律，注重情志的平衡，营养均衡，身心协调，懂得随时调整机体生理与外界环境的关系，维护其协调平衡的状态，这才是真正的养生之道。

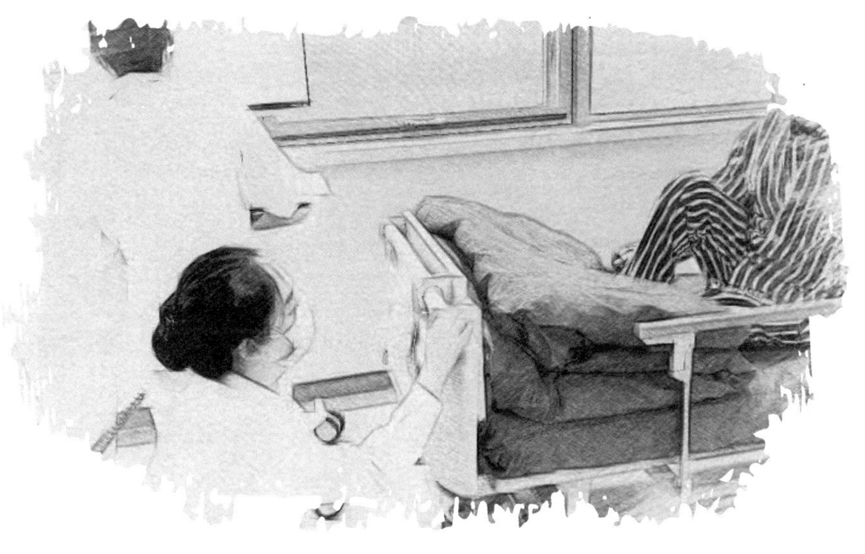

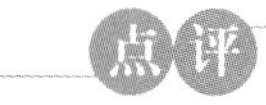

我们在无人监督、没有舆论影响且独立工作的情况下，仍应能高度自觉且尽职尽责地做好工作。

第十七则

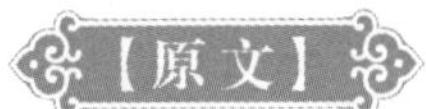

【原文】

生而不有，为而不恃，长而不宰，是谓玄德。

【解读】

创造万物却不据为己有，养育万物却不自恃有功，成就万物却不把持主宰，这就是最高深的德行。

【引用】

大自然孕育万物，任凭万物顺应生长发展规律，不加以干涉主宰，这便是自然的玄德之处。为人，便会有自我的思想与行为，在社会上，也会有自身的职位，有应承担的责任，任何时候，我们都不应将自己的思想强加于他人，更不应有站在道德的制高点指点他人的行为。医者，应凭借自身所学知识为患者提供最优的治疗方案和正确的建议，患者个体应有对医疗决策的自主权，因而最终选择权要交还于患者本身，这是对患者的尊重，也是对医者的保护，既可避免医患矛盾的发生，也可维持医患和谐关系的持续发展。

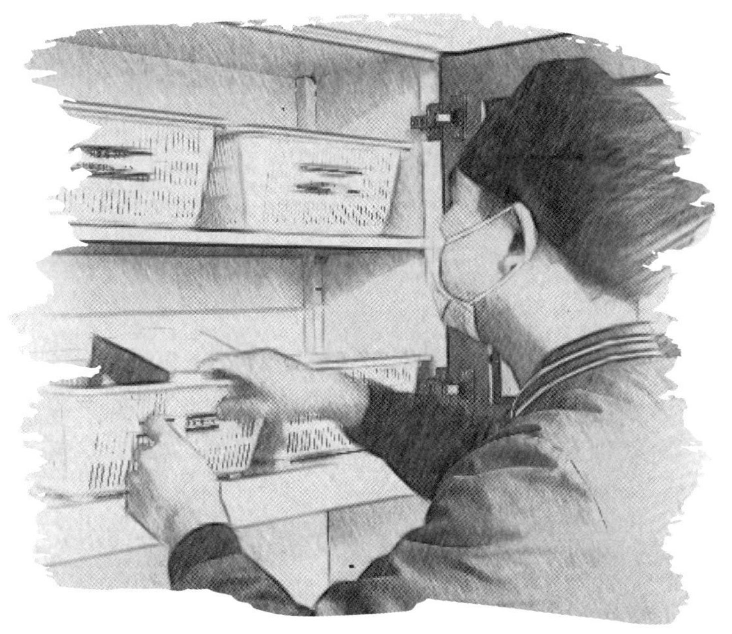

点评

大自然孕育万物，养育万物，却不干涉万物的成长，万物依据各自的本性而发展，自我化育，自我完成，演变成纷繁复杂、五彩缤纷的世界，这就是一种智慧。

第十八则

【原文】

凿户牖以为室，当其无，有室之用。故有之以为利，无之以为用。

【解读】

建造房屋，有了门窗四壁中空的地方，房屋才能有居住的作用。所以，“有”给人方便之利，“无”使其发挥作用。

【引用】

“无”和“有“既相互矛盾，又相互依存。在现实生活中，当我们遇到逆境或者顺境的时候，既要看到“有”的部分，也要去想它“无”的部分，这样看待事情，才能更客观，才能够坦然面对，做到得之不喜、失之不忧。正如疾病与健康之间的关系：养生有助于健康，从而减少疾病的发生；但也正是因为疾病的存在，人类才会产生保护健康的意识，进而学着养生。两者息息相关，它们相互影响，缺一不可，对立而又统一，所以以正确的心态来面对疾病的发生，也是维护健康的重要条件之一。

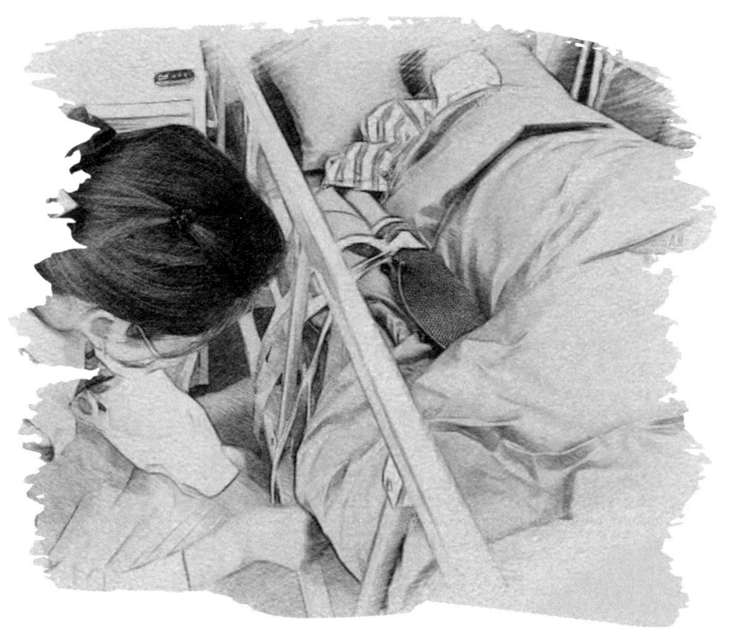

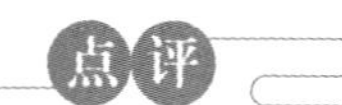

点评

人类社会的美好体现在“有”和“无”两个字中，以无形之用促进有形之物生，有无相生。健康与疾病是彼此相互依存、相互转化的共生关系，处于经常变化而非绝对静止的状态，人类产生健康养生的意识，进而生产出各种养生之物，更好地阐述了有无相生的观点。

第十九则

【原文】

五色令人目盲，五音令人耳聋，五味令人口爽，驰骋畋猎令人心发狂，难得之货令人行妨。

【解读】

五颜六色过多则令人眼花缭乱，纷繁嘈杂的音调过多则损害人的听力，浓郁可口的食物过多则令人食不知味，放马飞驰、醉心狩猎容易使人狂野不羁，稀奇珍贵之物容易使人有偷窃等不好的行为。

【引用】

有道之人，不会被欲望驱使。有时，心中欲望过多会不辨是非；耳听赞许过多会不辨真假；对物欲追求过甚，会深受其害；贪欲会使人内心躁动不已而偏离道德的轨道。色、音、味等各种刺激，常常会困敝、麻痹人们的心灵，使之陷入其中而不能自拔。

“心如欲壑，后土难填。”现今，若医学存在过度干预的行为，不仅对个人是一种过度的侵袭，还会通过对整个环境的作用，给人类的健康造成潜在的破坏。现代医学应当转变观念，摆脱过度干预的恶性循环，在尊重自然力的理念下，协调过度医疗的问题，在资本利益与医学道德之间建立平衡，坚定医学救人宗旨，守住道德底线，让医学在道德化的方向上健康发展。

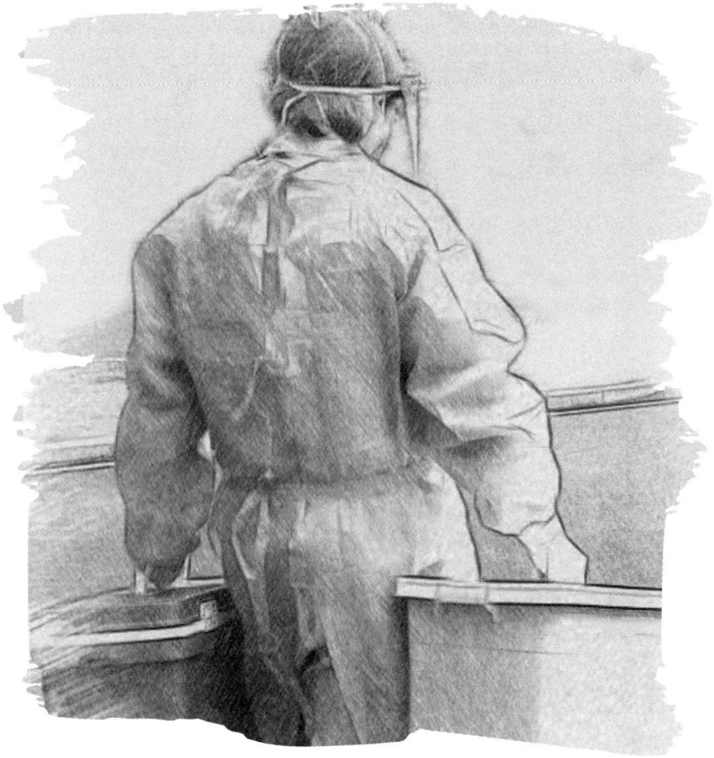

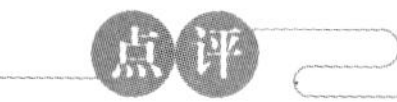

绚丽的“色彩”，纷繁的“五音”，虽然让人赏心悦目，但若对其过于迷恋，会使人不辨真假，追求过甚而产生唯利是图之心。适时摆脱外界过度的物欲，保持内心的安宁与纯真，才能在道德与利益之间建立平衡，从而积极地向阳而生。

第二十则

【原文】

致虚极，守静笃。万物并作，吾以观复。

【解读】

心灵达到空明虚无的境界，就会拥有清静自守的状态。在万物蓬勃生长时，我以虚静之心观察万物循环的规律。

【引用】

人生在世，世事沉浮，应当用虚寂沉静的心境面对宇宙万物的运动变化，只有通过放空心灵、修身养性，才能真正认清其本质。我们在面对事物发展时，应以正确的世界观认识客观世界、理解人生哲理：只需保持一颗平常心即可；思虑过甚，反而会蒙蔽自我，无法看透事情的本质。医学本身是在不断探索与研究中发展的，许多疾病的诊断从懵懂无知到一目了然，许多疾病的治疗从束手无策到手到擒来——诊治疾病是对生命进程的尊重，也是在不断发展中破除医学的时间局限性，从而推动医学的进步。

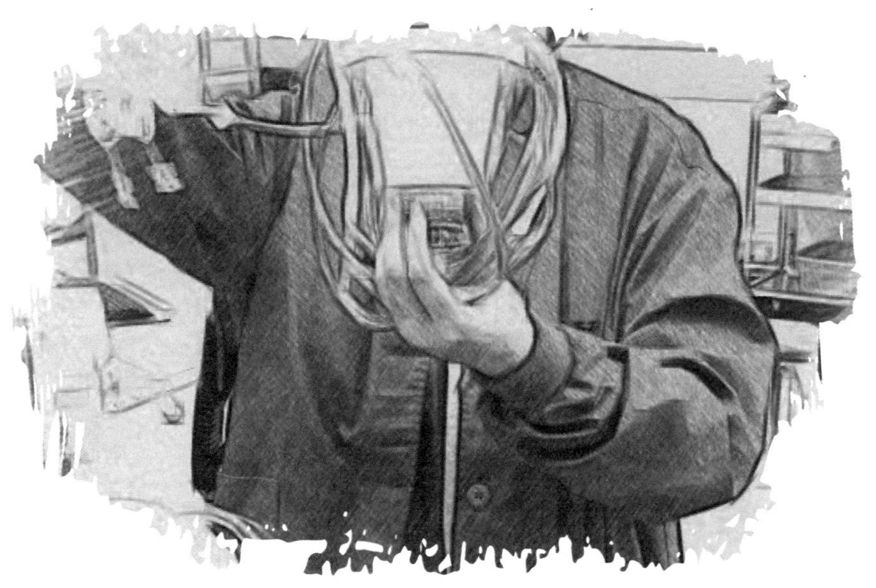

点评

从时间角度看，事物发展处于不同的时期，其进程是不一样的，其自身发展有内在的规律，也会受外界干扰。由于角色不同，对事物发展走向的影响也各有不同。我们在处理事务时，要懂得换位思考，看清事物的本质，才能达到初始的目的。

第二十一则

【原文】

夫物芸芸，各复归其根。归根曰静，是谓复命。

【解读】

天下万物，都要返回到它最本初的状态。这种回归叫作“静”，“静”即是复归本真状态。

【引用】

万物发展，纷纷扰扰之后，又回到最初的状态，是从无到有，从“静”生出“动”的一种状态。人类从生长到死亡、再生长到再死亡，生生不息，这是生命循环的奥妙之处，也是告诫我们珍惜当下就是幸福，做好每天的事、不虚度就是成功。而医者的“根”便是救死扶伤的初心，医学植根于不同的文化和民族传统之中，无所谓时代的变迁，万千医学工作者扮演的始终都是治病救人的角色。治病救人，解除患者的痛苦，保障人民的健康，这是医者的根本宗旨和神圣职责，这种正能量的精神应该始终得到传承和发扬。

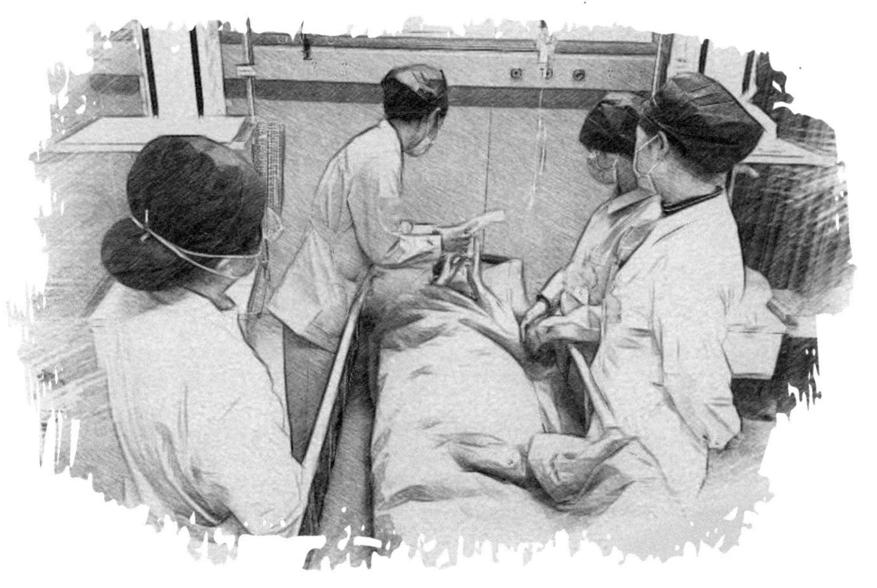

点评

医学的人文是技术，护理的人文是关怀。医学的人文精神反映了对生命的根本态度。追寻本心，返璞归真，医者当治病救人，解除患者的痛苦，将以人的健康为中心的根本宗旨传承和发扬。

第二十二则

【原文】

复命曰常，知常曰明。不知常，妄作，凶。

【解读】

认识和了解到万物的运动与变化都依循着循环往复的律则，叫作明智。不了解这个不变的律则，轻举妄动，便会有凶险。

【引用】

自然界的万物都是循环往复、环环相扣的，医学及生命科学亦是如此，每一个学科看起来都是独立的，但又是互相连接和相互影响的。人作为此链条中的一分子，应遵循这个规律，我们也需要用发展的眼光去看待世间万物，怀着包容的心，要公正、无所偏倚，回归自然、追求安静的本性，做事顺从事物发展的规律，不肆意妄为。如同现代医学的发展，离不开所有医务工作者的身体力行，不断探索人体、生命、自然的奥秘，也要求我们用更多的努力推动现代医学的发展；同时，其更需具备透过现象看本质的能力，不论是以不变应万变，还是时刻保持随机应变的精神，目标只有一个，就是让这个世界更加美好。

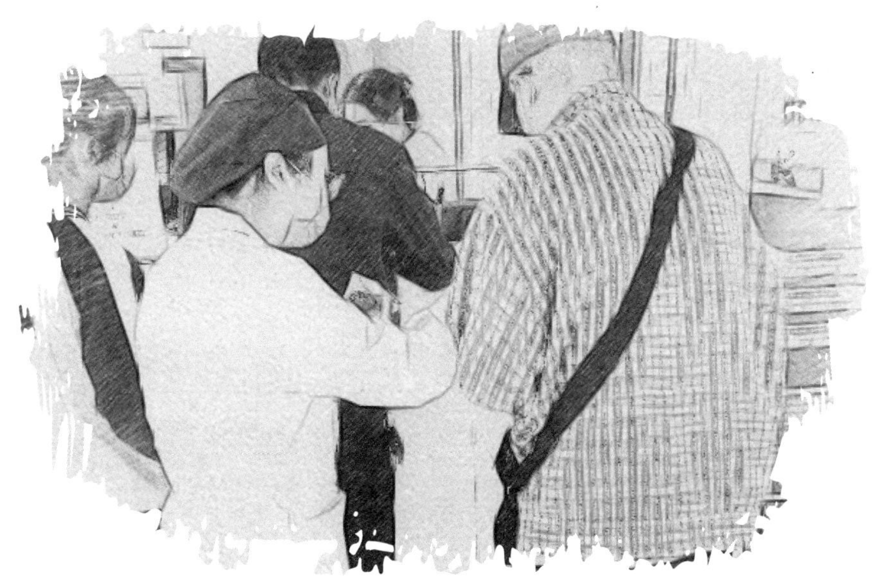

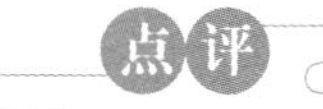

点评

当生命走到终点，面对死亡的威胁，如何抵制“野蛮的死亡”，避免凄苦和被动的折腾，获得“优逝”，这既是时代和医学发展、安宁疗护服务理念的普及要求，也是符合自然规则的社会文明发展的重要标志，是医者应探索的重大课题。

第二十三则

【原文】

知常容，容乃公，公乃王，王乃天，天乃道，道乃久，没身不殆。

【解读】

了解这个不变律则的人，就能做到宽容，做到宽容便能坦然大公，坦然大公才能无不周遍，无不周遍才能符合自然，符合自然才能符合于“道”，体道而行才能长久，终身可免于危殆。

【引用】

“大道”虚是其常，有是其变；静是其常，动是其变。“有”“动”最终必归于“不有”“不动”。对待患者，医务工作者应要求自己做到“容”，只有将看似不合理、不可能的任务看作平常问题，才能有机会找到应对和处理的办法。万物虽纷纷扰扰，只需以“容”化难，以静待动，就不会随着事物的变化而变化，使自己处于被动的境地。现代社会纷扰与诱惑良多，在这个大的医疗生态系统中，一定会遇到各种各样的问题，如何守住本心、无愧于民是医疗护理从业者必须多加思考的问题。

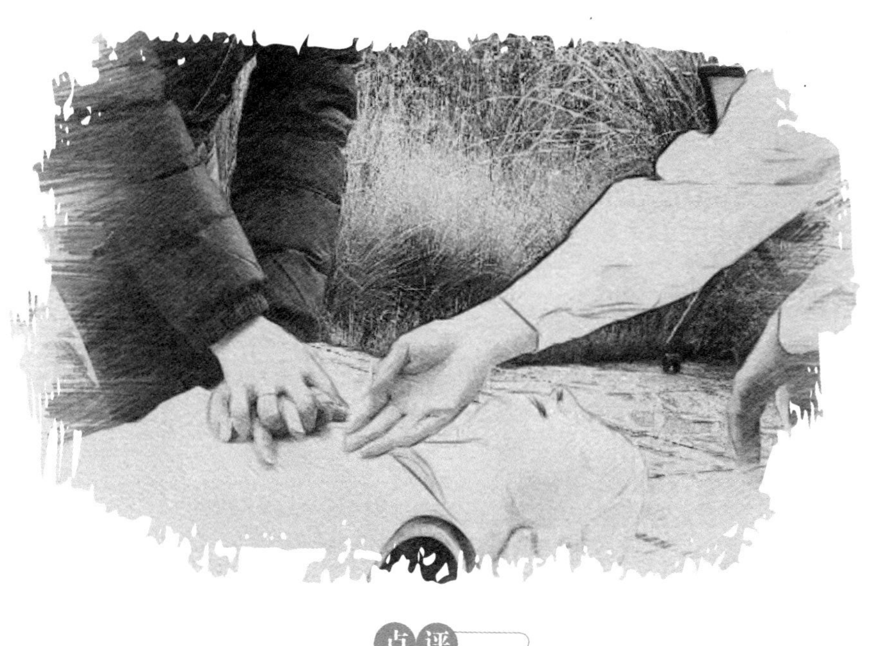

点评

稻盛和夫说过一段有趣的话，意思是站在一楼有人骂自己和站在十楼有人骂自己，感觉上听到的内容是不一样的，这是高度和认知不同带来的不同结果。医疗知识正在以前所未有的速度发展，人文的精神也不应缺失，医者应不断探索，丰富认知，才会更理解个体生命不同状态的由来，面对误解也能不过多计较，用包容、仁爱之心，更加公正地为人民群众提供健康决策与建议。如此，既符合自然之道的发展，也可使自身远离危殆。

第二十四则

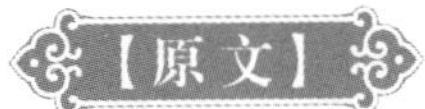

孔德之容，惟道是从。

【解读】

大德的形态，是遵循于“道”的。

【引用】

“道”是天地自然规律，是一切事物形成的基础，“德”是道的表现形式。就如任何病毒或具体疾病，随着世间万物的变化也会出现新的变化或变异，由此带来的疾病广泛传播，给人类社会带来了不小的挑战。医学作为生命科学中的重要一环，为解决人类疾苦应运而生，我们只有在医学先辈的基础上通过不断认识事物的外在形式，通过观察其形态，遵循其发展规律，明白生命进化论，总结经验来应对不断变异的疾病，如此才能平衡自然与人类社会、医学与人类健康之间的关系。

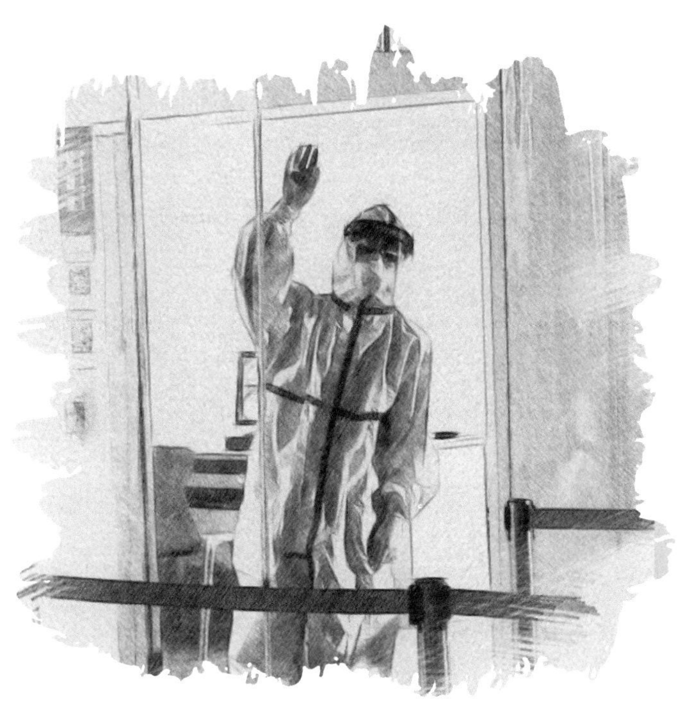

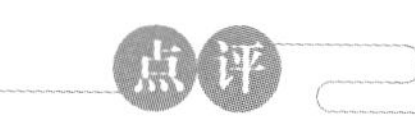

“天地有象，道德无形。”道和德虽然没有具体的形象，浩大无际，但最终大不过方寸之间，表现在人的言行举止上。而有大德的人并不需要做出惊天地、泣鬼神的事情，只要心中信仰“道”，便会遵循天道法则，严格要求自己合于道的原则，不会有丝毫违犯道业或离谱脱轨的现象出现，这是人类个体、群体福祉绵延的秘诀之一。

第二十五则

【原文】

希言自然。故飘风不终朝，骤雨不终日。

【解读】

不扰民是合乎于自然的。狂风刮不了一个早晨，暴雨下不了一整天。

【引用】

这句话指遵循道的原则，就需要遵循自然规律。疾病或病毒终究会过去或者与人类达到某种平衡，而这其中的关键，离不开所有医者的态度和努力。我们用这样的态度指导护理工作者的日常工作，一定是能迎来平静与和谐的。

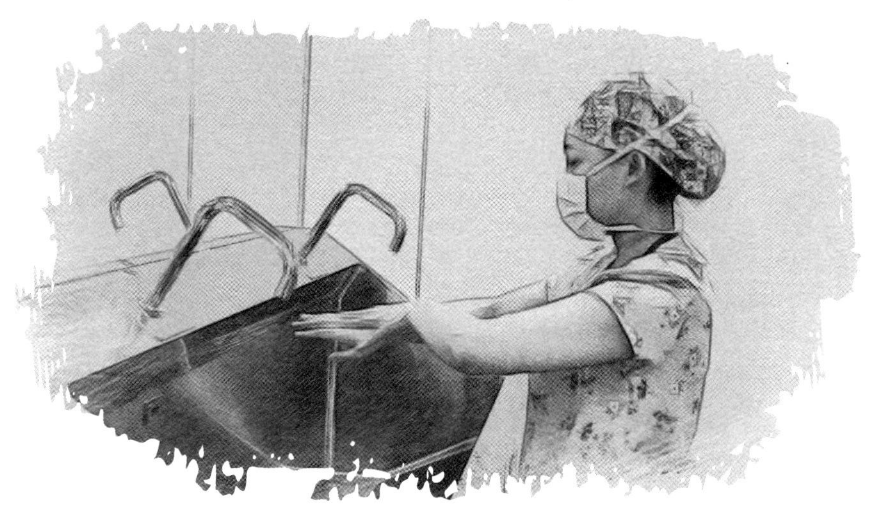

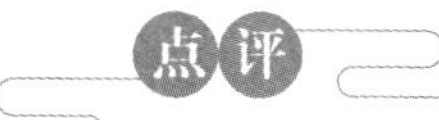

点评

如何以发展的眼光为未来投资？整体的资源是有限的，消耗的状态是不可持久的，就像空气流动形成的大风与持续不断的大雨都需要消耗能量，然而这些情况并不能永久存续。无论我们的地球母亲有如何丰富的资源与物产，无休止地消耗也将难以为继。因此，在可持续发展的议题中，改善生态环境恶化的状况以及对资源的合理利用是重要的一环。

第二十六则

【原文】

同于道者，道亦乐得之；同于德者，德亦乐得之；同于失者，失亦乐得之。

【解读】

凡是从于道的人，道也会乐于同他一起；凡是从于德的人，德也乐于同他一起；凡是失道失德的，就会得到失道失德的后果。

【引用】

选择与道同行，会得到想要的道的一切；选择与德同行，天地的好生之德就会显化；而选择与大道背道而驰的人，将会失去其在乎的一切。我们可以看到，许多医者奔走在医疗事业最前线，投身于医学临床、教学和科研工作，其医德高尚、尊重科学、实事求是、敢医敢言，这种道德风骨和学术勇气令人景仰。

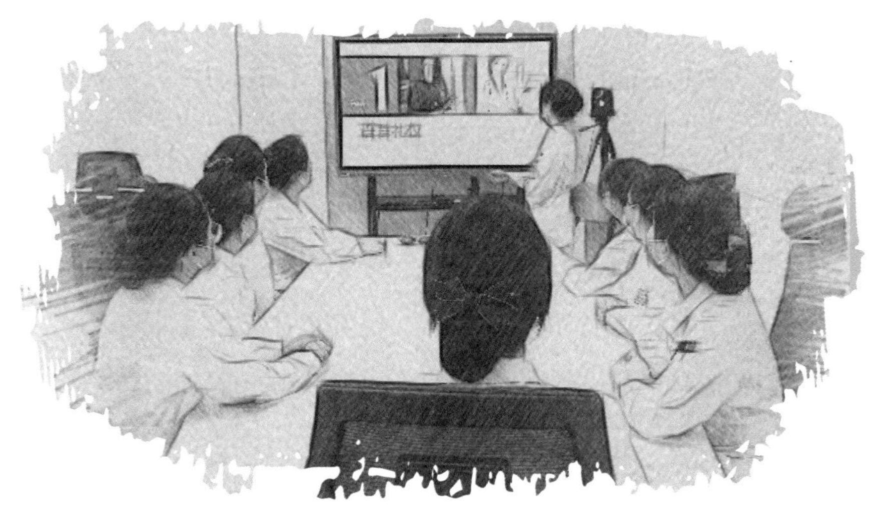

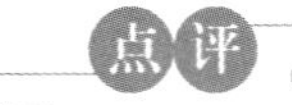

点评

“与凤凰同飞，必是俊鸟；与虎狼同行，必是猛兽。”选择什么样的道路，就会产生与之对应的结果。

第二十七则

【原文】

企者不立，跨者不行；自见者不明，自是者不彰，自伐者无功，自矜者不长。

【解读】

踮起脚想要站得高，反而站不稳；迈开步跨得太大，是走不了太远的。自逞己见，反而得不到彰明；自以为是，反而得不到显昭；自我夸耀，建立不起功勋；自高自大，反而不可能长久。

【引用】

这句话告诉我们：做事要遵循自然规律，违反规律想要急于求成、好高骛远是不可能成功的。现代社会追求时效，然而很多时候，为了追逐这种时效上带来的利益反而忘记了最应该坚守的根本规则。医护人员，其职业要求是实事求是、立足科学、坚守初心，如此才能促进医学事业的长足发展。

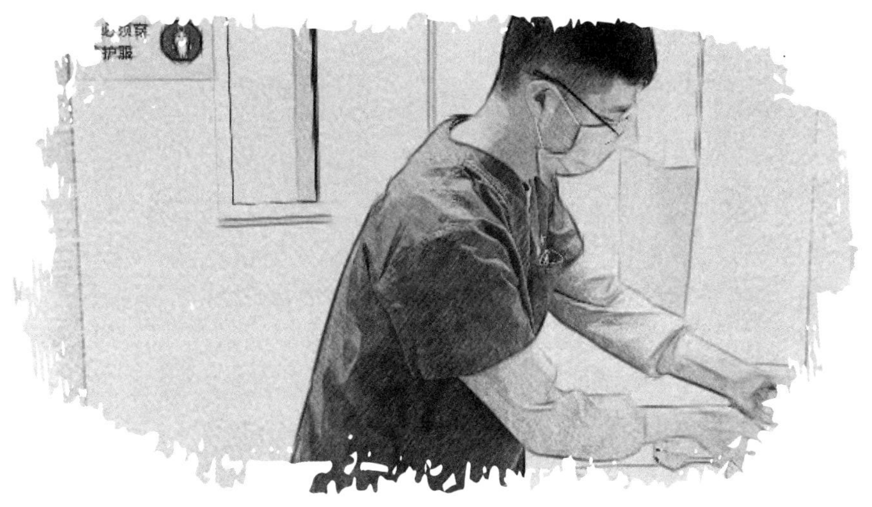

点评

著名的专栏作家查理·库金先生指出，成就伟业的机会并不像尼亚加拉瀑布那样倾泻而下，而是缓慢地一点一滴积累而成。虽然加快发展是医学追求的目标，但欲速则不达，如果以浮躁的大踏步思维拔苗助长，罔顾安全、伦理等客观规律，医学发展的列车就很可能脱轨，造成灾难性的后果。

第二十八则

【原文】

是以圣人常善救人，故无弃人；常善救物，故无弃物。

【解读】

圣德的人善于做到人尽其才，所以没有被遗弃的人；善于做到物尽其用，所以没有被废弃的事物。

【引用】

医学发展可以追溯到中国古代，古人认为人体是一个统一的有机体，早在春秋战国时期，名医扁鹊便通过“望、闻、问、切”的诊疗方法来治愈疾病；到东汉时期，著名的医学家张仲景的《伤寒杂病论》系统完整地阐述了流行病和各种内科杂症的病因、治疗原则和方法，为后世医学的发展奠定了坚实的理论基础。19世纪中期，克里米亚战争初期，在战场上受伤的英国士兵由于缺少看护，死亡率接近50%，在南丁格尔带队的护理小组到达后，南丁格尔从改善医院后勤服务和环境卫生入手，完善医院的管理制度，亲自把关护理质量，使伤病员死亡率急剧下降到2%，由此拉开了现代护理学的序幕。可以看出，想要生命科学向前发展或者使人类生命质量不断提高，“圣人”“常善”是医者的基础，加上对专业和敬业的追求，才能做到医者仁心。

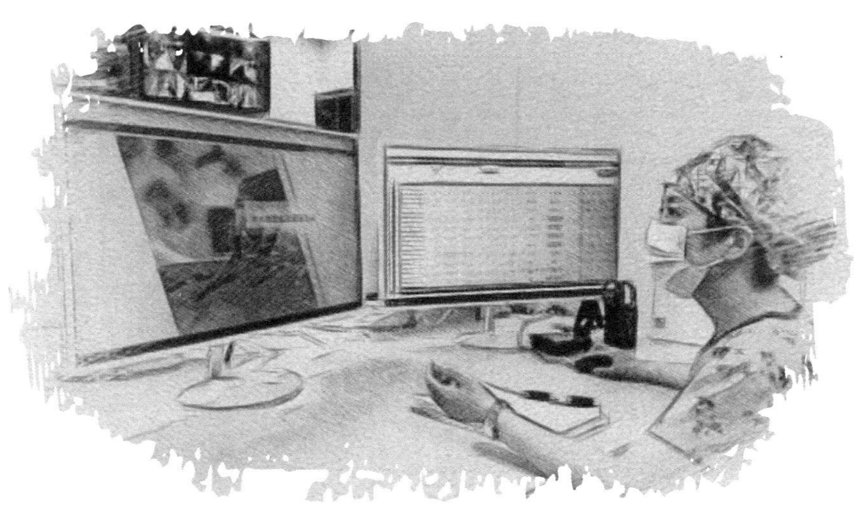

点评

如今全球人口已达80亿，人类所持有、创造的资源更是数不胜数，人的天资禀赋和能力品德均有高低之分，各类资源也有价值大小的区别。如此更应珍惜缘分，用慈悲之心对待人和物，善于发现人的长处，使人尽其才，则“无弃人”；善于发掘物之特性，做到物尽其用，就会“无弃物”。充分发掘人和物的价值，为后世创造更多发展的可能。

第二十九则

【原文】

天下神器，不可为也。为者败之，执者失之。

【解读】

“天下”是神圣的东西，不能凭自己的主观意愿采用强制的办法把持。用强力施为的，一定会失败；用强力加以把持的，一定会失去。

【引用】

不论护理学、医学还是生命科学，注定是严谨神圣的事情，任何人都不能凭借自己的主观意愿和感受胡作非为，不然会遭到反噬。曾经，天花和霍乱的肆虐困扰了人类太久，而很多国家和地区选择用巫术、偏方等较为荒诞的方式来对抗，不仅不能解决问题，还会引发更多的悲剧。最终，人类靠着对科学的尊重和努力探索，把这些问题一一克服，这种精神和方法论也应该成为我们今后面对疾病时的必选项。

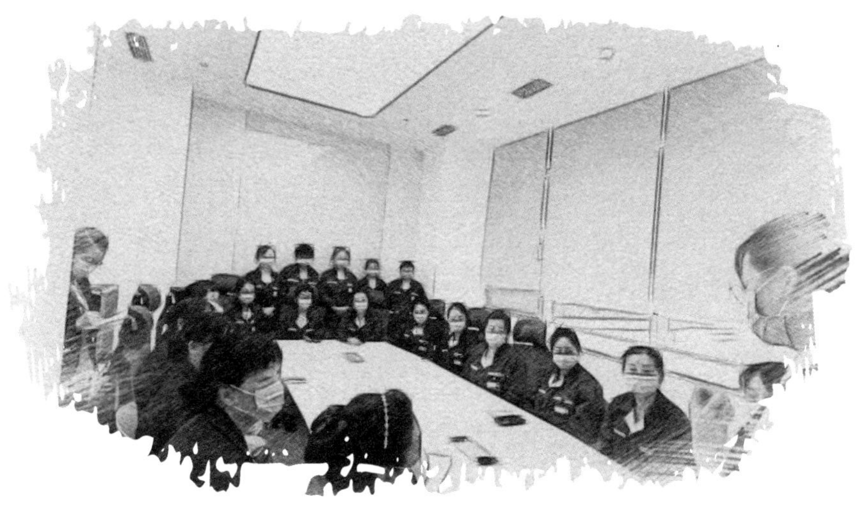

点评

人归根到底只是自然中非常渺小的一部分，是历史长河中微不足道的尘埃。若自持科学技术的进步与发展，狂妄地认为自身是一切的主宰，不断与自然开展暴力博弈，挑战大自然的底线，便会体会到暴力多遭反噬的后果；若违背自然常理而举止轻妄，最终将会招致祸乱。只有与大自然和谐共处，不轻易越界，才可以长治久安。

第三十则

【原文】

始制有名，名亦既有，夫亦将知止。知止可以不殆。

【解读】

万物兴作，于是产生了各种事物的名称，各种名称已经制定了，就要有所制约，明白了各自的制约，守好本位，就没有什么危险了。

【引用】

医学院会按照学科分类划分院系，医院会按照服务和护理对象分为不同科室，即使同一个科室、同一个护理部，也会有各个环节组合在一起的情况，使得这样的“精密仪器”得以运转的前提，就是每一部分都需要同时保持作为个体和全体中一部分的属性，不然机器就会出问题。这也要求我们在日常的护理工作中，不仅关注眼下应该做的工作，还需要考虑医生的整体方案、病人的实际情况、家属的感受等一系列问题，这样才会得到真正的认可。

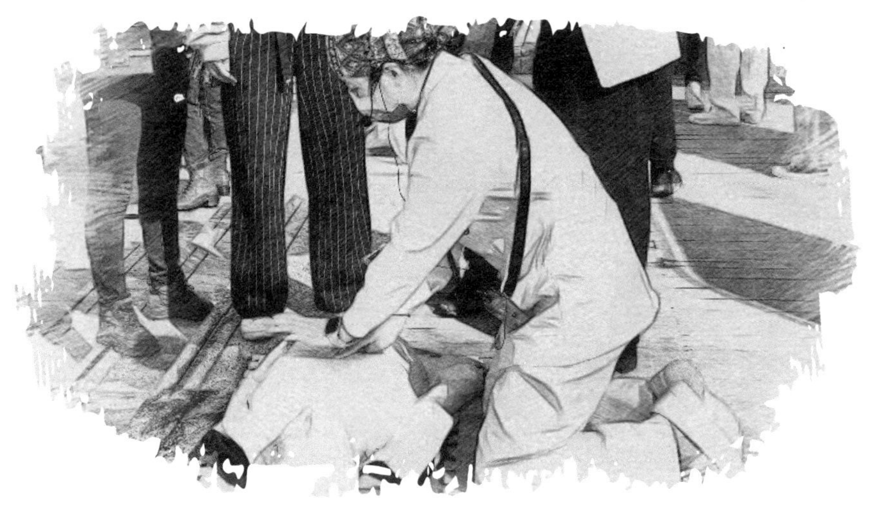

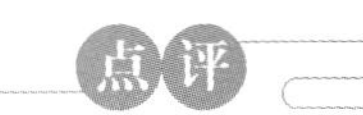

点评

人类社会有秩序，凡事都有限度，不可僭越，发现不妥时应及时止步，意识到是妄念时应及时停止，才能够平安无虞。我们需要不断地深化对自然中生命共同体的规律性认识，更好地去平衡人类社会与自然的关系，维护生态系统的平衡，才能守护人类的健康，实现永续发展。

第三十一则

【原文】

大道泛兮，其可左右。万物恃之而生而不辞，功成而不名有。

【解读】

大道广博无际，左右上下无所不到。万物靠它生长发展而不推辞，成就了功业而不占有名誉。

【引用】

1983 年，王琇瑛获得红十字会国际委员会“南丁格尔奖章”，她是中国第一位荣获国际护士最高荣誉奖的护理工作者。2015 年 10 月，因发现青蒿素这种用于治疗疟疾的药物可以挽救全球特别是发展中国家数百万人的生命，中国中医科学院中药研究所的屠呦呦获得诺贝尔生理学或医学奖，她成为首位获得科学类诺贝尔奖的中国人。

在中国乃至世界医学史上，有太多像这两位女士一样默默付出和刻苦攻坚的医学人，他们始终追寻着自己的初心，为公共卫生事业和全人类的福祉奉献自己的全部。

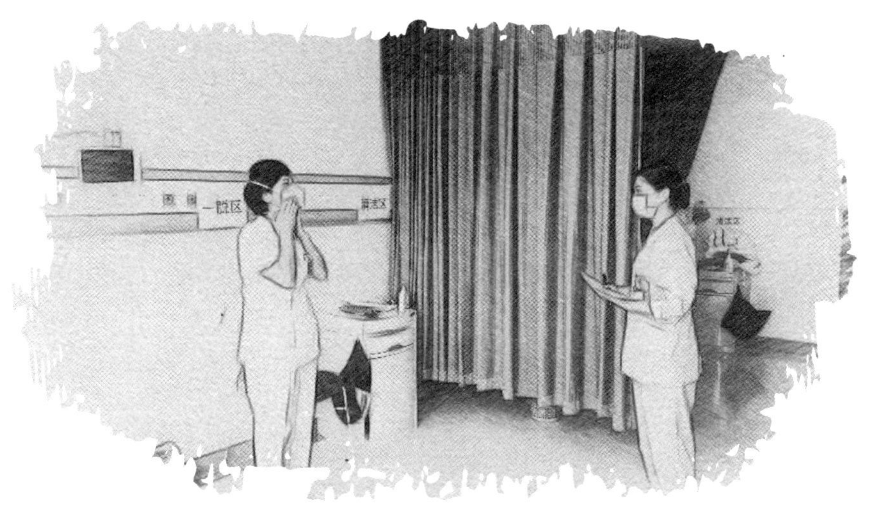

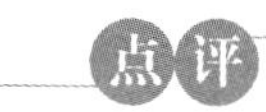

自然是人类永远的导师，它育化万物却不居功图名、恃恩求报，这是深刻广远、至高无上的大德。医学的探索、生态文明的建设等都是功在当代、利在千秋的工程，需要有“功成不必在我”的境界和担当以及“功力必不唐捐”的信心，一代接着一代奋斗。

第三十二则

【原文】

衣养万物而不为主，常无欲。可名于小，万物归焉而不为主；可名为大，以其终不自为大，故能成其大。

【解读】

大道养育万物而并不认为自己是万物的主人，一直无欲无求。可以称道为“小”，万物向它归附而它并不自认为是主宰；可以称它为“大”，因它不追求伟大，才能被称为伟大。

【引用】

“白衣天使”“济世良医”……有太多这样的赞誉，医者得到了相比其他职业更多的认可和赞美，而我们不过是做了同其他职业工作者一样的事情，即认真对待自己的专业和病人；我们只有报以更多的耐心和专业，才能承受住这样的赞誉。看到这句话，我们会想起所有医学人的共识：“我决心竭尽全力除人类之病痛，助健康之完美，维护医术的圣洁和荣誉，救死扶伤，不辞艰辛，执着追求，为祖国医药卫生事业的发展和人类身心健康奋斗终生。”

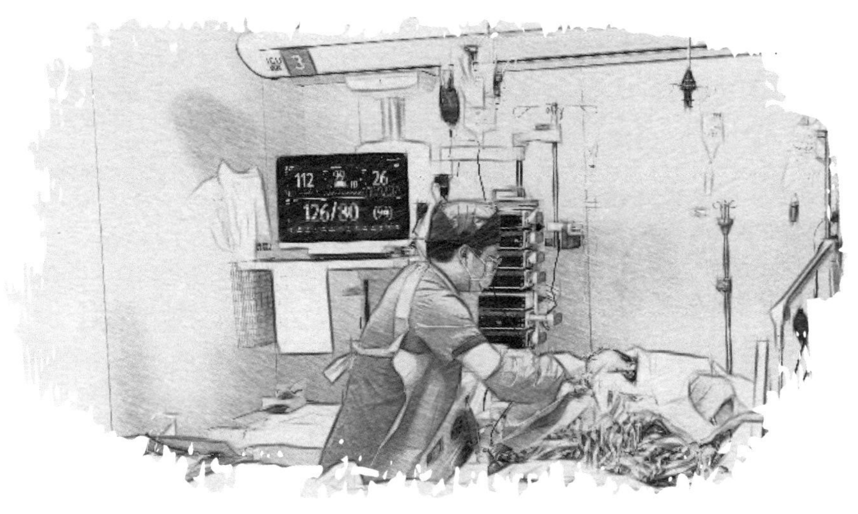

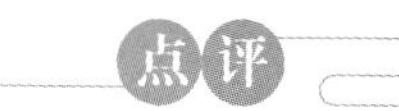

人类之所以可以生存和发展，依靠的是自然的馈赠，同时也受到自然的制约。但若人类依仗自己的意识和思想，以及创造事物、改变事物的能力，时常以自然的主宰自居，对自然的报复选择视而不见，这便与大道相悖了。

第三十三则

【原文】

是谓微明，柔弱胜刚强。鱼不可脱于渊，国之利器不可以示人。

【解读】

这是含而不露的智慧，柔软有时反而可以战胜强硬。如同鱼儿不能离开赖以生存的水渊，国家的实力象征不可以全部展现出来。

【引用】

人存于世犹如鱼藏于渊，鱼在水中能游刃有余，而人“以柔藏身”，遇到事情可以避开锋芒，有的放矢，如鱼得水。利器因可伤人，遂绝不可轻易示人，更不可以此取胜于人，以强硬的“利器”示人就是炫耀和称强，如果以其威胁别人，必然会招惹祸尤。面对形形色色的人和事，有时候争端、矛盾难以避免，但解决事情的办法是多样的，主动退让、克制、收敛，采用共情或者回避等温和的解决方法，往往比用强硬伤人的语言甚至粗暴的打斗更有效，这便是以柔克刚的力量，也是人生修行的重要素养之一。

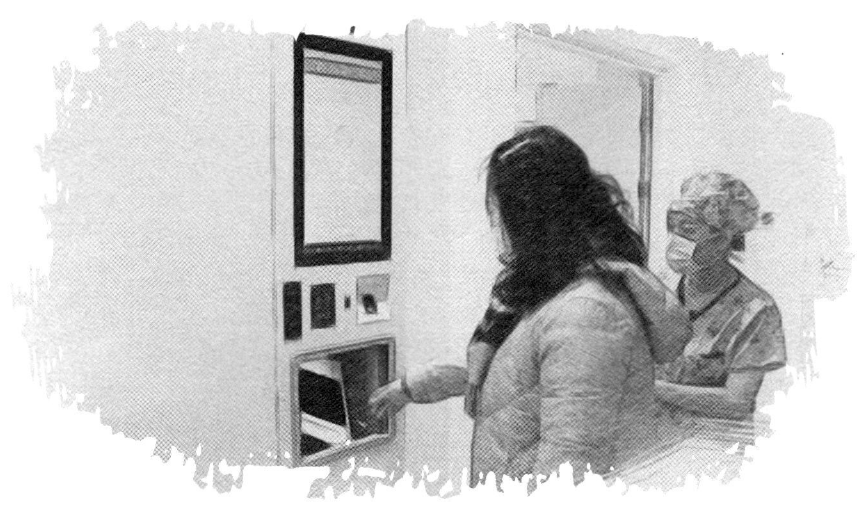

点评

“柔弱胜刚强”是一种生存哲学，这里的柔弱并不是懦弱，而是一种韧性，或者说是持续性、“示弱守下”的谦谨。大到天下纷争，小到个人琐事，均可以参考这种智慧。恃强凌弱，肆意暴力地一味称强容易招惹祸端，殃及广泛，也损伤自身。在“柔弱”的巧劲儿上下功夫，找准事物的症结，往往能收获四两拨千斤的奇效。

第三十四则

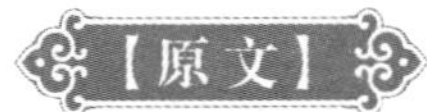

【原文】

道常无为而无不为。侯王若能守之，万物将自化。

【解读】

“道”永远是顺其自然而无所作为的，却又没有什么事情不是它所作为的。王侯如果能按照“道”的原则为政治民，万事万物就会自我化育、自生自灭而得以充分发展。

【引用】

“无为”并不是说什么都不做，而是说不要滥用个人的心智技巧“妄为、乱为”，应去除私心杂念，不恣意行事，要顺应自然法则。养生恰如此道。管理自己的身体，就像治理一方城池般不能妄为，不能企图通过过度运动、大量进补来达到养生的目的，而是要像《黄帝内经·上古天真论》提到的那样，懂得与时偕行，善于运用术数之法，饮食有所节制，起居有常规，当动则动，当静则静，不妄作为，以保证生理与精神可以巧妙地结合在一起，从而达到养生的目的。

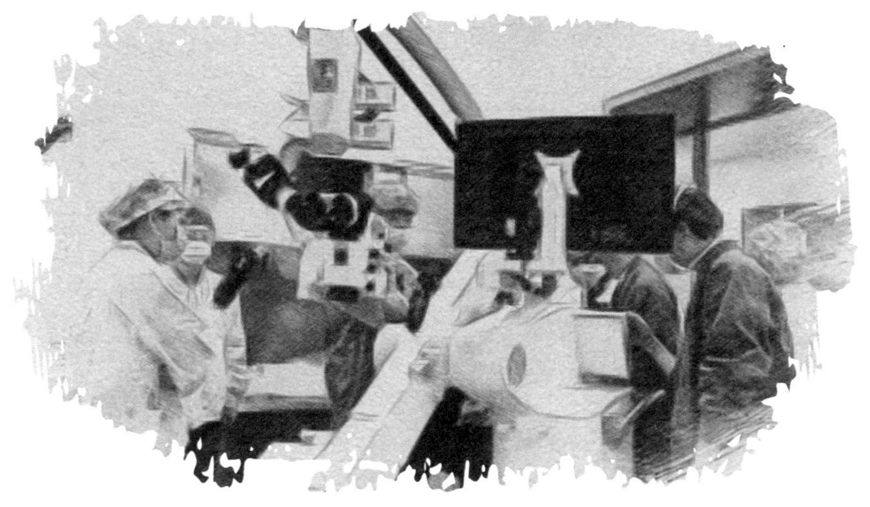

点评

喜欢讨论养生之道的人越来越多，各种养生书籍、文章、短视频俯拾皆是，然而内容不过是什么时候吃什么、喝什么，或者什么不能吃、什么要多吃，等等。如此，只注重了喂养，却忽略了养生是内修心、外修身的修炼。这让人产生了一种错觉——养生是“吃”出来的、“喝”出来的。生命所独有的奥秘往往并不是所谓的“养生法则”三言两语能解释清楚的，应顺应生命生长的自然规律，无为而治、无为而养，使饮食起居、精神气度等各方面都达到神清气爽，这就是养生的大道了。

第三十五则

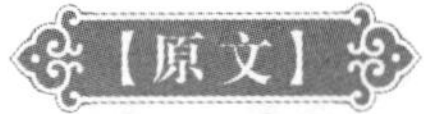

【原文】

反者，道之动。弱者，道之用。

【解读】

运动变化是循环往复的，这是道的运动。而道在发挥作用的时候，是采用微妙、柔弱的方式的。

【引用】

古希腊哲学家赫拉克利特曾经说过：“唯一不变的就是变化。”随着社会的不断进步，医学发展的日新月异，一次次技术革命为医疗系统带来深刻的变化。但正如《周易》所言，“日中则昃，月盈则食”，所有事物随着发展都必然走向自己的反面，因为对立统一是事物发展的根本规律，因此在最得意的时候应该保持警觉。技术的发达程度越高，人被异化和物化的程度也越高，需时刻高度警惕医学技术的发达与人文伦理错位的发生。面对生命，应如履薄冰，心怀敬畏，因为生命有限，技术亦有限，唯有爱无限。只有看似柔、弱的人文关怀与强硬、冰冷的技术高度结合，才符合“大道”。

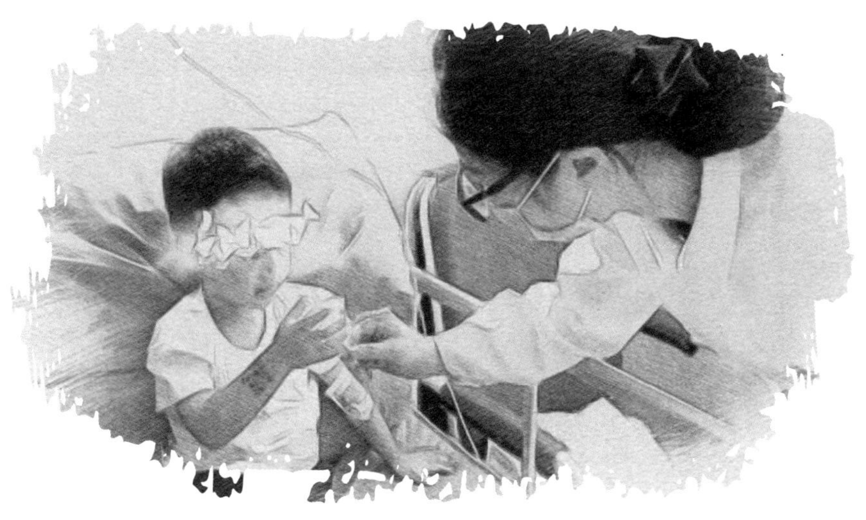

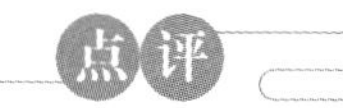

点评

社会的发展好似一只展翅翱翔的鸟，而技术与人文是它强壮的双翼，若只是过分且强势地崇拜技术，选择忽视对苦难的敬畏、悲悯等人文情怀，这只飞鸟最终会迷失在茫茫天际。让人文回归吧，切勿被技术绑架。

第三十六则

【原文】

天下万物生于有，有生于无。

【解读】

天下的万物产生于看得见的有形物质，有形物质又产生于无形物质（空间）。

【引用】

《道德经》中的“有”是指那些能够被人类感知的物质，“无”并不是虚无，而是那些人类不可捕捉的事物。有科学家指出，人类目前观测到的物质屈指可数，只占宇宙物质的极小一部分，在庞大的宇宙面前，人类的存在过于渺小，没人知道到底有多少不可思议的，看不见、摸不着的，即使通过最先进的科学技术和仪器设备也无法捕捉与解释的物质存在。人类能感知的万物只不过是冰山一角，促使形成这些物质的“无”发挥着更加重要的效用，潜藏着无限的能量和可能性。作为万物之灵，人对于世界的认识局限于“有”的层面，但如果缺乏敬畏，一意孤行，狂妄地自认为是万物主宰，对自然肆意地索取、破坏，最终将受到致命的惩罚。

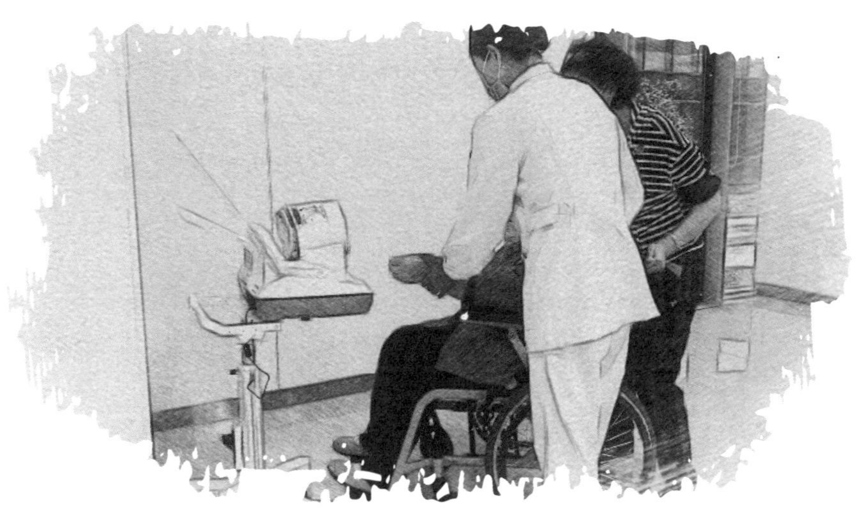

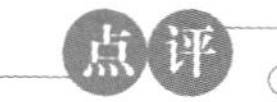

点评

就像从卫星传回的星辰照片，人类对自然的每一次探索“成功”，未必不是又一次对人类过于渺小的有力印证。肉眼看不见的病毒，已足以在全世界掀起滔天的波澜。未知的世界太大，人类有时就像微不足道的尘埃，并不能凌驾于世界万物之上，而保持敬畏，是人类的祖先早已悟出的真谛。

第三十七则

【原文】

上士闻道，勤而行之；中士闻道，若存若亡；下士闻道，大笑之。

【解读】

喜欢思考的人了解了“道”就会努力去践行，悟性不高的人了解了“道”会将信将疑，墨守成规的人了解了“道”会认为其大而无用并加以嘲笑。

【引用】

实践是检验真理的唯一标准，再严谨和合理的理论，也需要在实践中践行检验。现代护理学发展至今已有百年历史，在20世纪前期以疾病为中心，到20世纪中期以病人为中心，慢慢过渡到如今以人的健康为中心。这些看似不太大的变动，其实存在于真实护理中，体现为以人为本、以真理为指导的严谨态度。正是如此，人们的生命质量在经过护理人的努力后得以提高。

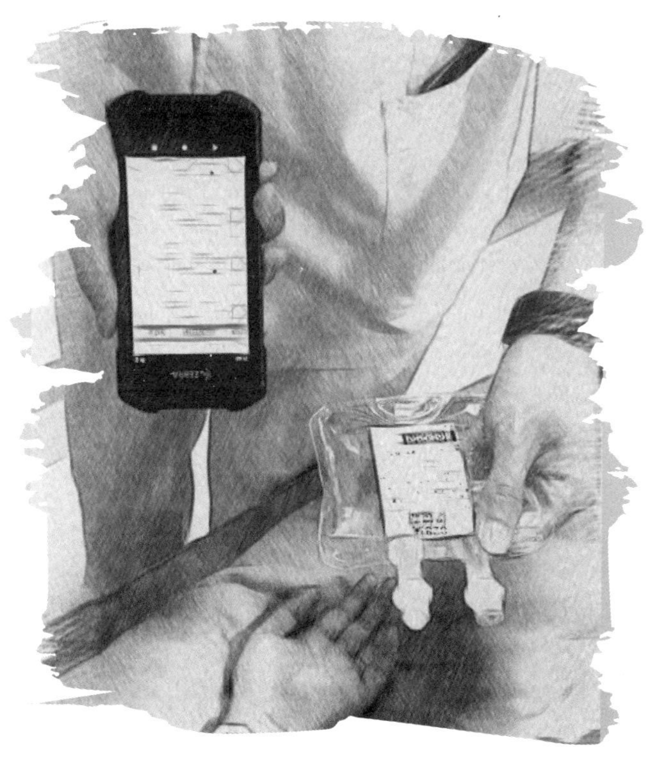

点评

人类社会在自然演化中形成了一套维持稳定的共同法则，对很多事物的发展都有很深刻的认识和理解。在社会发展中，人类知道的事物越多就越能发现问题。我们选择符合事物本身的发展变化之道，就需要不断以真理为指导而实践，以严谨的态度还事物之本。

第三十八则

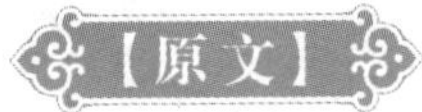

【原文】

万物负阴而抱阳，冲气以为和。

【解读】

万物都有背道之阴和向道之阳，两者相互激荡以求平和。

【引用】

任何事物都没有绝对的高低好坏，仅仅是关注或者夸大某一方面的作用是片面甚至偏执的，正所谓“孤阳不生，孤阴不长”，只有一个方面的因素或条件，不能促成事物的生长或出现。自然界中的一棵大树，有着向阳而生的巨大树冠，也有负阳向下而扎的庞杂根系，两者相互作用才能孕育出这棵健壮的大树。就如同养生时人们喜欢强调某个单一食物的营养价值，相信某些食物能够预防疾病，甚至为了追求其价值而过度、单一地食用，很可能顾此失彼、营养失调。食物之间应该有科学合理的搭配，以达到和谐平衡的状态，才能最大限度地体现食物的营养价值和健康效应，均衡地搭配比多吃某些食物更为重要。

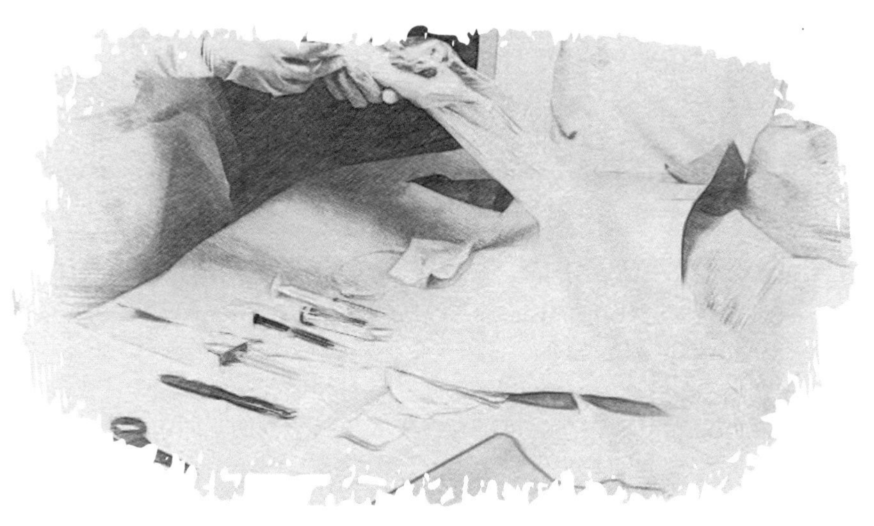

点评

一个高度健康的生命体，必然是多方面因素影响下的结果呈现，饮食是其中十分重要的方面。食物的搭配要讲究平衡、相应、协调、和顺、融洽、适中等，因不同类别食物中含有的营养素及其他有益成分的种类和数量不同，只长期且单一地进食某些食物，饮食结构会失衡，以致不能满足人体对能量和各种营养素的需要。

第三十九则

【原文】

天下之至柔，驰骋天下之至坚，无有入无间。吾是以知无为之有益。

【解读】

天下最柔弱的东西，可以存在于天下最坚硬的东西中。没有实体的，可以存在于看似没有空隙的坚固物体中。我由此便知道无为的益处。

【引用】

柔弱不是软弱和懦弱，而是一种无形的力量，是一种韧性。比如水看起来好像柔弱无力，却能够攻破金石之坚；没有具体外在形象的事物却能够直入“无间”，穿透没有间隙的事物，影响深远。组织文化建设可以类比此道，即使每一个角落都挂满规章制度，每一个抽屉都堆满规则手册，也只是一种强硬的命令，但要认识到命令只能指挥人，榜样才能吸引人，喊破嗓子不如做出样子。如果能把制度规范从墙上“请”下来、从抽屉里“请”出来，用实际行动践行，把制度文化转化成行为文化，进一步升华成精神文化，便能胜过一切冠冕堂皇的说教，对组织成员产生润物无声、潜移默化的作用。

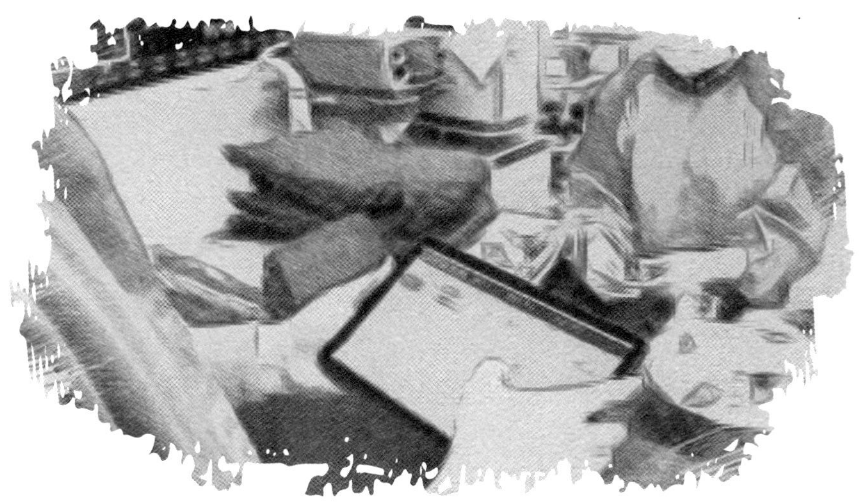

点评

一个集体的硬实力不是衡量其整体实力的最重要标准，文化价值等软实力早已成为大家关注的焦点，它甚至能够穿越坚固的高山，穿越戈壁，路过崎岖之地，最后传遍世界，流向人们的心底，使人们找到一种跨越空间的认同。

第四十则

【原文】

大成若缺，其用不敝。大盈若冲，其用不穷。

【解读】

完善至极的事物，看起来好像是有欠缺的样子，但它的作用却不会衰竭。丰盈四溢的事物，看起来好像是虚无的样子，但它的作用是不会穷尽的。

【引用】

残本《红楼梦》有何种独特的魅力，可以引得无数后人投身“红学”？多年来总有不同的人想为它续写一个圆满的结局。它和“断臂维纳斯”一样，激发了无数的哲思遐想。正是残缺之美成就了其传世不朽的艺术魅力，获得了艺术的大成。水满则溢，月满则亏，任何事情若以人的意志强行塑造其完美，则形式的圆满反而会暴露内在的不足，没有了发展变化的空间，以及转化腾挪的余地。真正的智慧不会过分追求生命的完美和成功，而是懂得为生命留白，不安排得太满，从而获取心灵的惬意和自由。

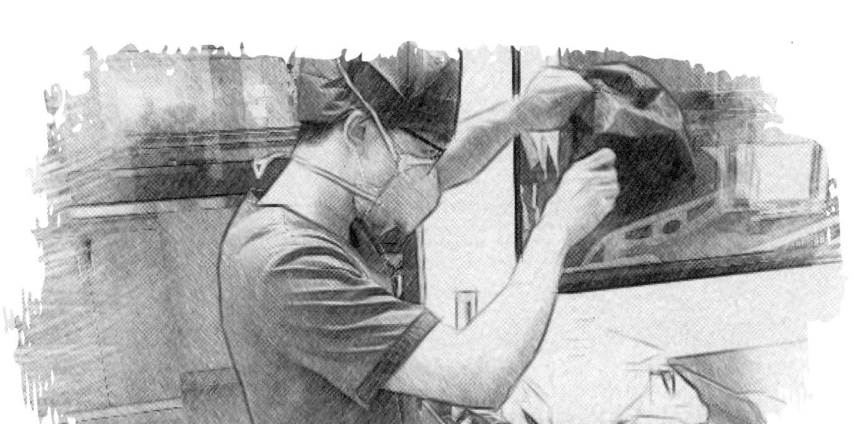

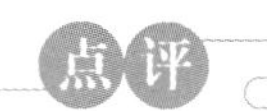

点评

圆满是所有人都想追求的结果，但戛然而止的《红楼梦》和“断臂维纳斯”雕像却能为欣赏者留下一千种想象的可能。天道忌满，人道忌全。世间的任何事物都忌讳过分追求圆满，因物极必反，盛极必衰，要谨防过犹不及，起到反效果。

第四十一则

【原文】

道生之，德畜之，物形之，势成之。是以万物莫不尊道而贵德。

【解读】

道使万物生长，德养育万物，万物呈现各样形态，环境使其成长。所以万物没有不尊崇道、重视德的。

【引用】

“天道无亲，常与善人。”万物只有尊崇道、重视德，才能生存和发展，否则必定受到天道的惩罚甚至走向消亡。医学存在的终极意义与目的是“生命至上”，让生命能够有尊严地活着。医务人员面对复杂的外部人际环境，常常面临着巨大的利益诱惑，一旦把持不住“道”和“德”的界限，便容易游走在法律的边缘，这是与天道背道而驰的，需要用健康的行风以及医德医风的建设来涤荡不正之“势”，创造良好的外部环境，从而有利于行业的健康发展。因此，谁能不对“道”和“德”怀有尊崇珍视之心呢？

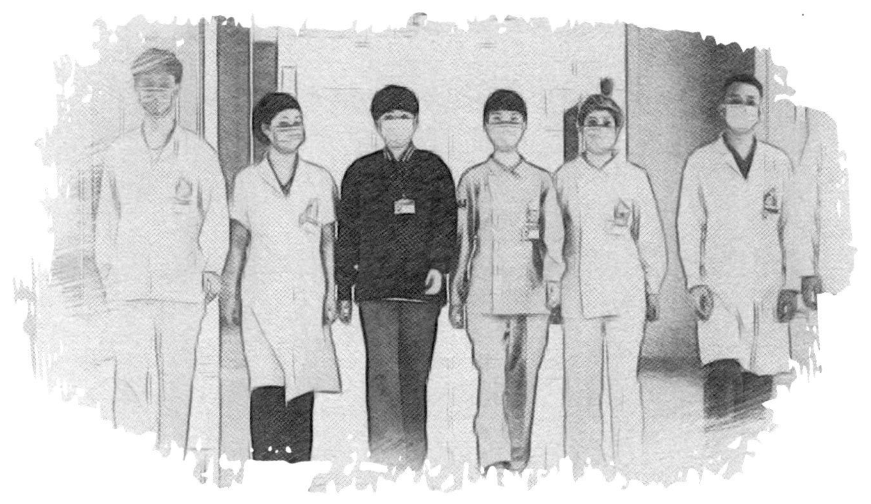

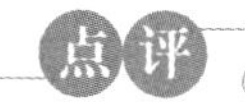

点评

“道”是昭示万物的根本，“道”的实现需要“德”来保养，通过“德”在现实生活中的反映来承载“德”之至善和仁爱。医者无德犹如随风扩散的灰霾，接触得越多，对自己和他人的伤害越大。

第四十二则

【原文】

道之尊，德之贵，夫莫之命而常自然。

【解读】

道之所以受尊崇，德之所以受珍视，不是谁强加任命给它的，而是因为它们不受干涉而顺其自然。

【引用】

在我国古代职业排序即所谓“九流”的多个版本中，医者这一职业一直稳居第二位。正是因为有“但愿世间人无病，何惜架上药生尘”的济世医德，使得他们受到古往今来无数人的尊敬，而并没有人下命令去尊敬他们，这是自然而然的。

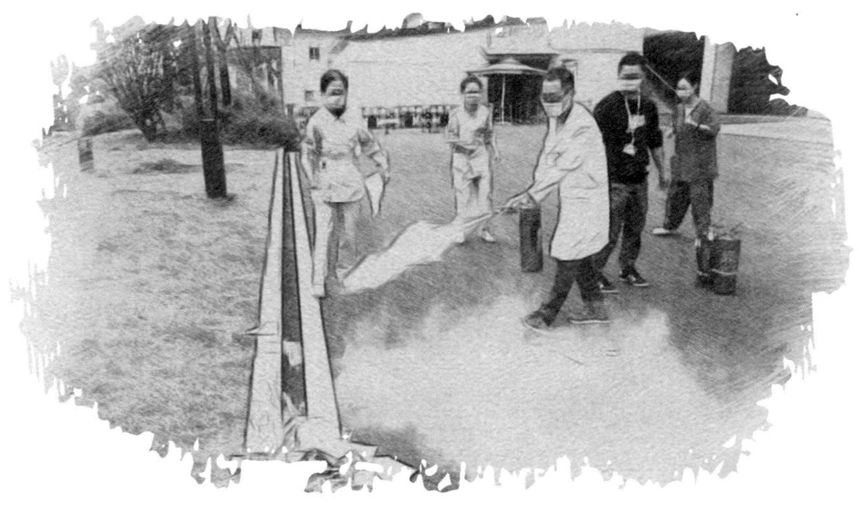

点评

道德之难能可贵在于它无需通过法律条文或规定人们的行为标准来践行，而是促使人从本我之深处选择了它，这是一种在自然状态下产生、源于内心的觉悟。

第四十三则

【原文】

> 知和曰常，知常曰明，益生曰祥，心使气曰强。

【解读】

懂得柔和处理事务就明白了常态规律，懂得事务发展的常态就是明智的表现，纵欲贪生就会引起灾祸，心意过分就会表现为逞强。

【引用】

花开花自落，日出也日落。死亡为生命的自然过程，对待生命的消逝应更加理性与坦然。医学是人类在长期与疾病作斗争的实践中产生的，可通过积极治疗来延长生命周期。舒缓医疗可以打破观念枷锁，促进传统观念的转变，其更多是站在患者生活质量的角度，通过了解与满足患者的意愿，减轻患者的痛苦，从而提高预期寿命，改善生命末期的生活质量。开展舒缓医疗不仅是医疗体系的发展所需，更是对生命的一种敬畏与尊重。

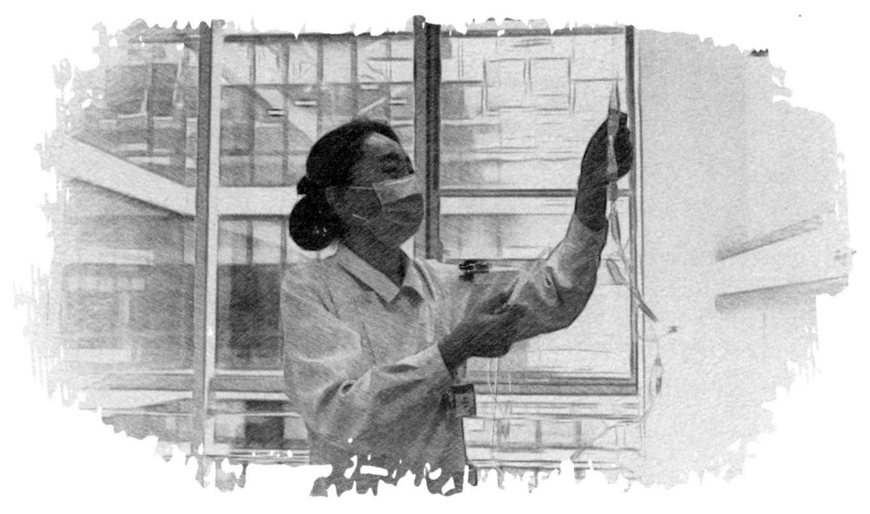

点评

医学经过漫长的发展，由无数次探索、失败演化成一门可以延长生命周期的学科。而医学发展到现在，早已不只依靠先进技术改变疾病的进程，而是把医学技术和人文关怀融入对生命的支持中，通过医学技术和人文关怀更好地提高人们的生活品质。

第四十四则

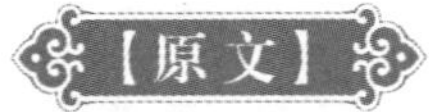

为无为，事无事，味无味。

【解读】

一切顺其自然，是以事事无为，以无味而有味，是以无不、无事、无味。

【引用】

我们以保持“无为”的方式去有所作为，做任何事不应带入自我私欲或先入为主的思想，从客观情况出发，以不多事、不生事、不刻意刁难的行为朝着目标去做事。生活中要保持平常心，以朴素和本真的心态去体会人生，这才是作为、做事的正确方式。

作为医者，在治疗疾病方面应遵循生老病死的自然规律，不应强制改变其主要进程。在医疗决策的制定方面，我们要用自身的专业知识为患者提供正确的治疗方案，但也应该尊重患者自身的意愿，不能强制干预其决策，更不能以患者意愿为借口而做出违反医疗原则的行为。在医学的道路上，时常面对疾病与死亡，却不能因此将患者视为有故障的生物来对待，应秉承仁爱之心，注重医疗人文关怀，全心全意为患者服务，这就是属于医者的真正“有为”。

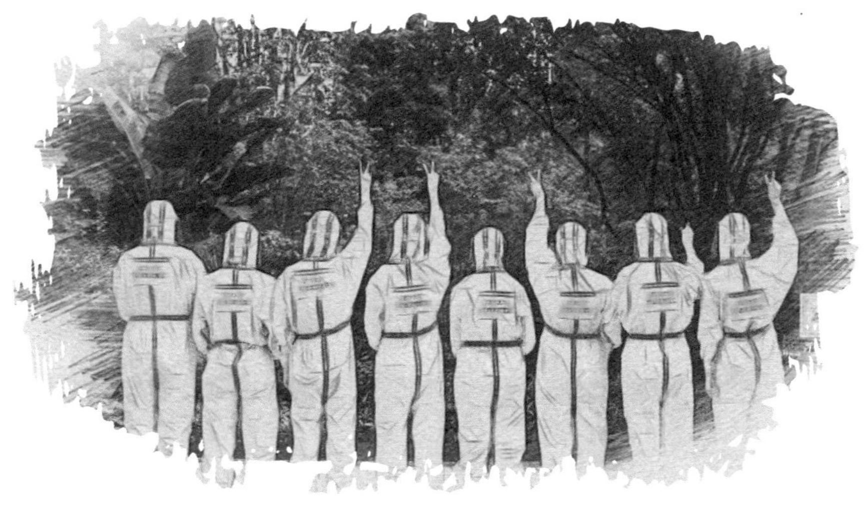

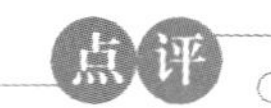

点评

护理伦理新观念倡导“顺其自然，道法自然”的绿色护理道德，强调人与社会、人与自然环境的和谐共生，从客观实际出发，创造人类社会与自然环境的良性互动氛围，注重自然生存环境对人类健康的影响，秉承仁爱之心，树立生态安全观，造福全人类健康。

第四十五则

【原文】

图难于其易，为大于其细。天下难事必作于易，天下大事必作于细。

【解读】

处理难题要从容易处谋划，实现远大成就要从细微处做起。凡天下的难事，一定是从容易的地方做起；凡天下的大事，必定是从细微的部分做起。

【引用】

世间万物，所有的大事都是从细小处开始而做成的，每一处光鲜的背后都是无数汗水的浇灌。护理工作亦是如此，于每处切莫粗心大意，应始终秉持“慎独”精神，注重细节、规避护理差错；而对已出现的问题要进行细致分析，提出整改措施并吸取教训。大生于小、多起于少，把重复的工作做到极致，把简单的事情做到完美，不断积累、提高自身驾驭工作、生活的能力，用好书扶正祛邪、启迪心智、净化心灵，为恢宏的事业目标导航、清障，为靓丽的人生境遇助力、增光。

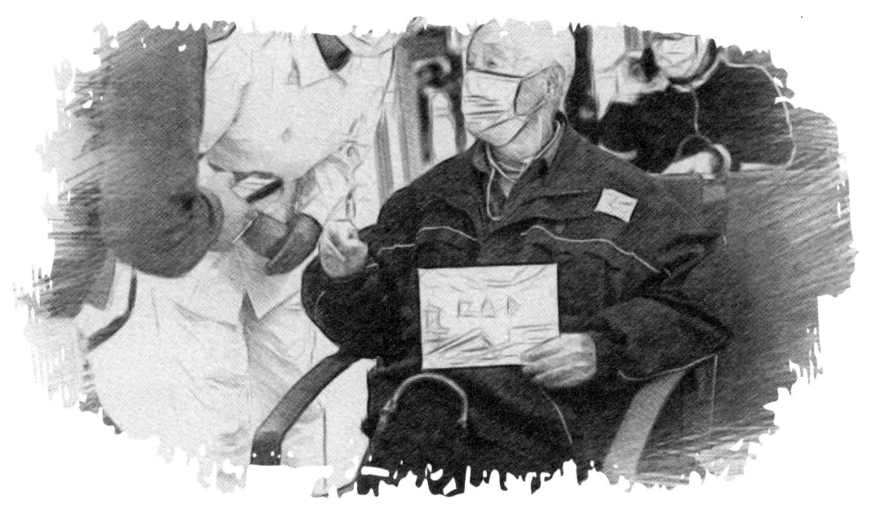

点评

天下大事都要从小事入手，“不以善小而不为”。凡事物的发展都是由小而变大，越是平凡、琐碎、繁杂的小事，越是考验人的意志力。丰富自己，充实心灵，创造一番成就，这就是对成功最好的诠释。

第四十六则

【原文】

其安易持，其未兆易谋，其脆易泮，其微易散。为之于未有，治之于未乱。

【解读】

局面安定时容易保持和维护，变动没有出现迹象时容易应对，事物脆弱时容易消解，事物细微时容易散失。做事情要在它尚未发生前就处理妥当，处理事情要在祸乱产生以前就早做准备。

【引用】

“与其救疗于有疾之后，不若摄养于无疾之先。盖疾成而后药者，徒劳而已”——从身体养生到心理修行，从社会变迁到个人发展，中医“治未病”的理念影响着人们将这种东方智慧运用在各个领域。

任何事物的风险都不是凭空出现、突然发生的，如果最开始不对燃烧的条件加以控制，不规范管控火源，任由可燃物肆意堆积，出现火苗时不对火苗加以管控，其便会进一步蔓延，最终形成火灾，造成难以挽回的损失。身体心理健康、职场行风建设、自然环境保护等均是如此，应注意冰层下的激流，防范“灰犀牛”事件和“黑天鹅”事件，“图之于未萌，虑之于未有”，科学地分析研判，尽早发现潜在的风险，抓住要害、找准原因、果断决策、有效处理。

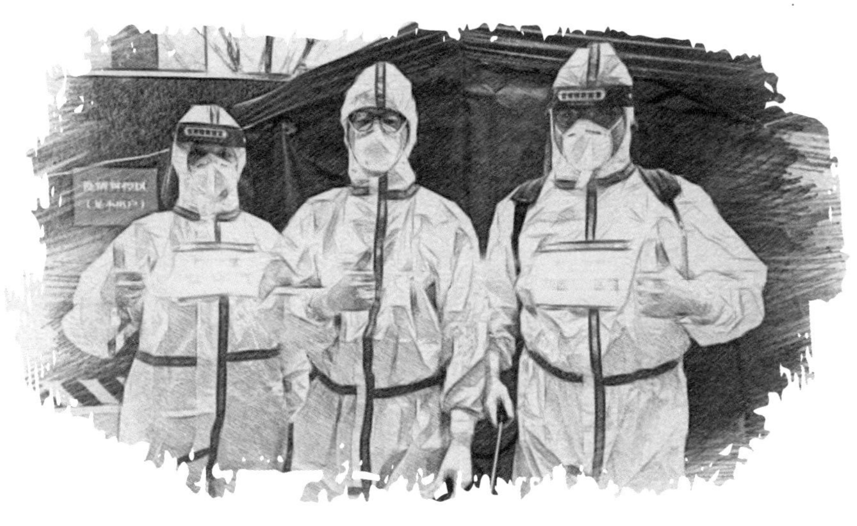

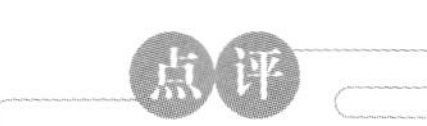

新生事物的出现总有一个过程，刚刚出现时虽弱小，但它难以禁锢，会随着周围事物的发展而不断变化壮大。任何庞大的事物，无一不是起于秋毫之末，经过漫长的时间发展演变而来的。诚然，弊大于利的事物亦如此，若刚刚出现某些苗头时，不能及时预防，有效管理，很可能会造成整个大环境的失衡。

第四十七则

【原文】

合抱之木，生于毫末；九层之台，起于累土；千里之行，始于足下。

【解读】

合抱的大树，是从细小的萌芽生长起来的；九层的高台，是用一筐一筐的土堆砌起来的；千里的远行，是一步一步走出来的。

【引用】

天下没有何事能一蹴而就，全靠点滴积累。要成就大事业，必须从小事做起，且“祸患常积于忽微”，许多不经意间的小事可能最终酿成大祸。因此，即使是细枝末节的小事也不容忽视，只有防微杜渐，才能防患于未然。护理工作无小事，作为护理工作者，应培养预见性思维，要知晓各种疾病的发生、发展及病情变化规律，提前预判存在的护理风险，从而采取及时有效的护理措施，避免护理并发症，提高护理质量和患者的满意度。尤其是护理急危重症患者时，因其病情变化迅速，我们要能够及时准确并有预见性地做出正确的决策，这样才能使患者的生命安全得以保障。

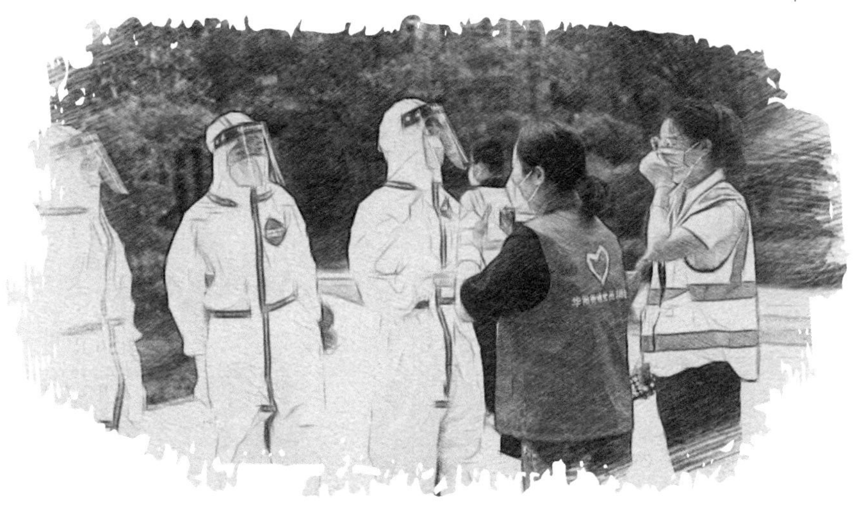

点评

护理工作无小事。例如对医疗垃圾的处理，也许人们在第一反应下不会将生态环境的破坏、失衡或一些传染病与其联系起来，事实却是医疗垃圾常是被人们忽视的隐形杀手，其中含有大量的细菌、病毒、化学药剂等，如处理不当，可能会成为医院感染和社会环境公害源，更严重则可成为疾病流行的源头，造成对水、大气、土壤的污染及对人体的直接危害。注意对医疗垃圾的处理，是护理工作中一个重要的环节。

第四十八则

【原文】

慎终如始，则无败事。

【解读】

做事情，如果到结束时仍如开始时那么慎重，就不会有失败的情况了。

【引用】

“酷烈之祸，多起于玩忽之人；盛满之功，常败于细微之事。”事情快要成功的时候，起始时的激情或者谨慎可能会被疏忽大意的念头所代替，一步之遥，前功尽弃，而付出的诸多心血最终可能付之东流。不忘初心，方得始终。做一件事情，越是到了紧要关头，越不能歇脚松气，否则一篙松劲退千寻；作为护理人员，若能如鸡孵卵，如炉炼丹，而无须臾稍离，一以贯之，深入钻研，则能功德圆满。

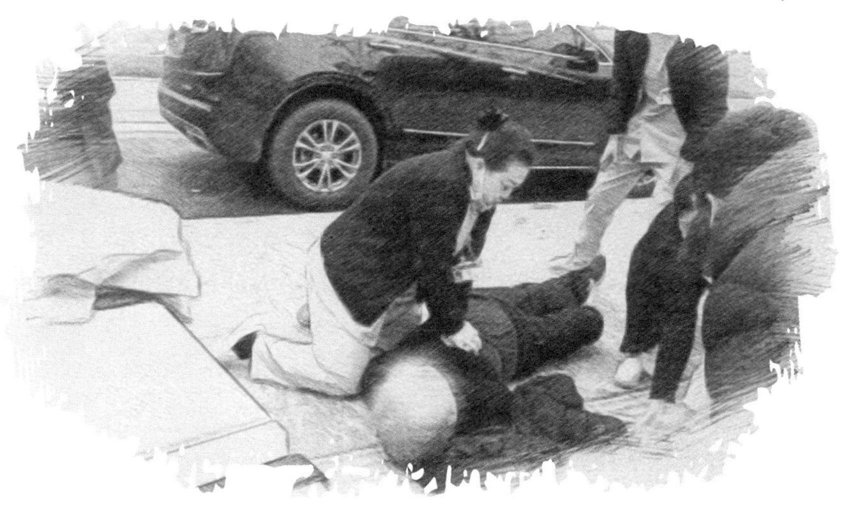

点评

“靡不有初，鲜克有终。”如果做任何一件事情都怀着对未来美好前景的向往和期待，展现出做事有头有尾、善始善终的态度，始终以敬佑且持之以恒的初心坚持，克服源自动物性的“利己”，必定能成大事。

第四十九则

【原文】

是以欲上民，必以言下之；欲先民，必以身后之。

【解读】

要领导百姓，须对百姓言辞谦下；要成为百姓的表率，须把自己的利益放在他们的后面。

【引用】

“虚心竹有低头叶，傲骨梅无仰面花。”江海之所以能够成为百川之王，正是由于它安于低下的地理位置，用包容的胸怀接纳溪流小河。自然界的客观规律也启发着我们：谦下，是一种高德。因为高处不胜寒，于低洼之处才蕴含着更大的智慧。我们身边受人敬仰的护理人员，多是那些放低身姿、具有亲和力、懂得谦卑的人。由于谦下而不自满，气度、胸怀宽广才能包容和承载更多，采纳、学习各界有益的言行及成果，从而促使他们不断地进取和成长，最终成为护理界的佼佼者。

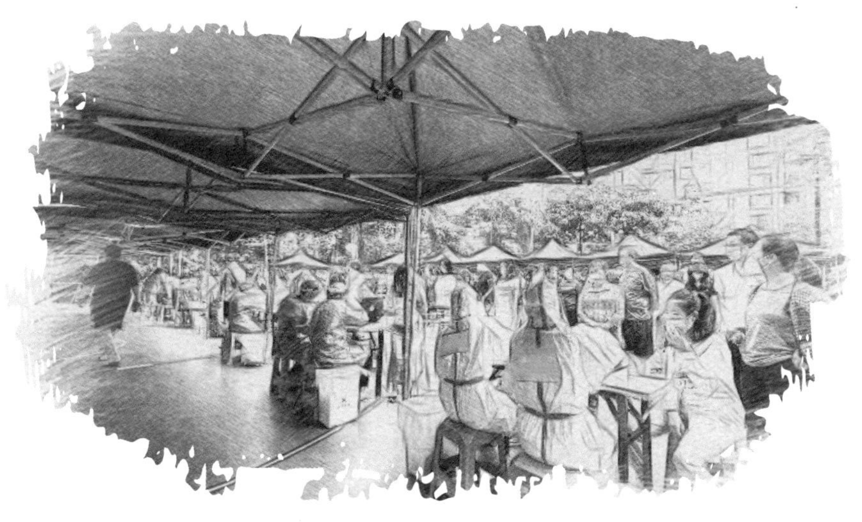

点评

在社会发展过程中，人们一定会遇到各种困难、挫折甚至灾难，只要人们内心充满阳光、希望，保持对大自然的敬畏、谦卑之心，尊重自然发展规律，系统地认识自然，充分理解人类与自然界生物是生命共同体的生态文明理念，彼此相依，就能更好地守望未来。

第五十则

【原文】

人之生也柔弱，其死也坚强。万物草木之生也柔脆，其死也枯槁。

【解读】

人初生时身体是柔软灵活的，死后身体就变得坚固僵硬。万物草木生长时是柔软脆弱的，死后就变得干枯惨败了。

【引用】

无论人或草木，生时柔软，死后坚硬，这是自然规律，而“道”的运行规律则朝着与之相反的方向变化，循环往复，因此守住柔弱反而可以保持优势。为人处世要明白“柔弱胜刚强”的道理，知行合一，遇事不可逞强斗胜，而应保持柔顺谦虚的态度，这便是我们生活中的“道”。而医者的“道”则在于不以精湛的专业理论与技术而自诩强者，不居高临下，时刻保持同理心，以柔和谦逊的态度对待患者，获得患者的信任，保证医疗工作的顺利开展，以“柔”的方法去转变当下医疗大环境可能对医者产生的质疑与不解，赢取外界对医者的尊重与理解，维护良好的医患关系，促进医学事业的不断发展。

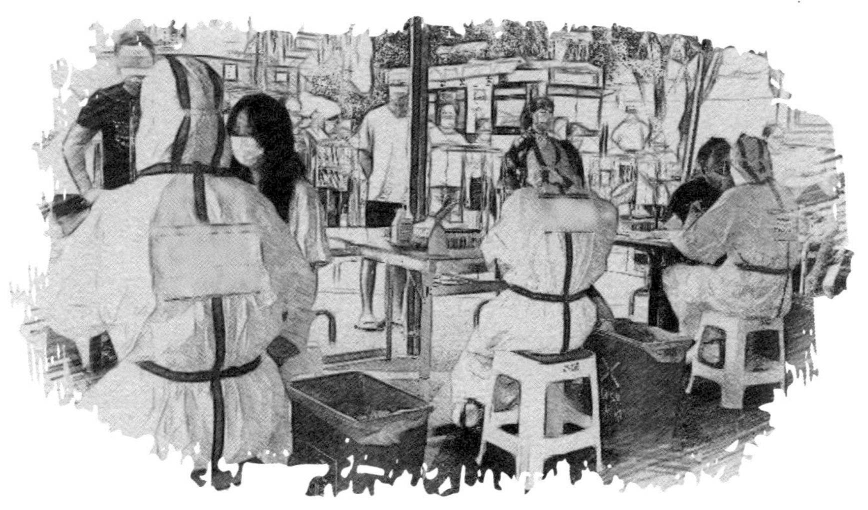

点评

传统医学模式已经从“以疾病为中心”的生物医学模式转变为“以人为中心的”现代医学模式。现代医学模式下的医学工作者不仅担任“刚强”的健康照护的技术型执行者，也是“柔顺谦虚”的健康教育者、协调者，从“身、心”两方面关爱生命，延长生命周期。